The series of Biostatistics

バイオ統計シリーズ❹

シリーズ編集委員：柳川　堯・赤澤宏平・折笠秀樹・角間辰之

医療・臨床データチュートリアル
―医療・臨床データの解析事例集―

柳川　堯 著

近代科学社

◆ 読者の皆さまへ ◆

小社の出版物をご愛読くださいまして、まことに有り難うございます。

おかげさまで、(株)近代科学社は 1959 年の創立以来、2009 年をもって 50 周年を迎えることができました。これも、ひとえに皆さまの温かいご支援の賜物と存じ、衷心より御礼申し上げます。

この機に小社では、全出版物に対して UD（ユニバーサル・デザイン）を基本コンセプトに掲げ、そのユーザビリティ性の追究を徹底してまいる所存でおります。

本書を通じまして何かお気づきの事柄がございましたら、ぜひ以下の「お問合せ先」までご一報くださいますようお願いいたします。

お問合せ先：reader@kindaikagaku.co.jp

なお、本書の制作には、以下が各プロセスに関与いたしました：

- 企画：小山　透
- 編集：大塚浩昭
- 組版：LaTeX／藤原印刷
- 印刷：藤原印刷
- 製本：藤原印刷
- 資材管理：藤原印刷
- カバー・表紙デザイン：川崎デザイン
- 広報宣伝・営業：冨高琢磨，山口幸治

- 本書の複製権・翻訳権・譲渡権は株式会社近代科学社が保有します。
- JCOPY 〈(社)出版者著作権管理機構 委託出版物〉
  本書の無断複写は著作権法上での例外を除き禁じられています。
  複写される場合は、そのつど事前に(社)出版者著作権管理機構
  （電話 03-3513-6969, FAX 03-3513-6979, e-mail: info@jcopy.or.jp）の
  許諾を得てください。

バイオ統計シリーズ　刊行にあたって

　医学に関連した統計学は，臨床統計学，医薬統計学，医用統計学，生物統計学など様々な用語でよばれている．用語が統一されていないことは，この分野が急激に発展中の新興分野であり学問としてのイメージが未だ醸成されていないことをあらわしていると考えられる．特に，近年医学では根拠に基づく医学 (Evidence based medicine, EBM) が重視され，EBM 推進ツールの一つとして統計学が重視されている．また，遺伝子・タンパク質などの機能解析に関する方法論の開発やその情報を利用するオーダメイド医療の開発，さらに開発された医療の安全性の検証や有効性の証明など様々な場面で統計学が必要とされ，これら新しい分野で統計学は急激に発展している．従来の研究課題にこれら重要な研究課題を加えた新しい学問分野の創生と体系的発展が，今わが国で最も期待されているところである．

　私どもは，この新しい学問分野を「バイオ統計学」とよび，バイオ統計学を「ライフサイエンスの研究対象全般を網羅する数理学的研究」と位置づけることにした．

　バイオ統計学の特徴は，基本的にヒトを対象とすることである．ヒトには年齢，性，病歴，遺伝的特性など一人として同じ者はいない．また，気まぐれであり，研究の途中での協力拒否や転居などから生じる脱落データが多く，さらに人体実験が許されないなどの制約もある．その中で臨床試験のような一種の人体実験を倫理的な要請を満たし，かつ科学的に行うためには独特の研究計画や方法が必要とされる．また，交絡因子の影響を排除して，長期間観察して得られた観察データから必要な情報を抽出するための新しい方法論も近年急速に発展している．さらに，長期間継続観察をしなくても必要な情報が抽出できるケース・コントロール研究などの手法が発展しているし，ゲノムやタン

バイオ統計学
ライフサイエンスの研究対象全般を
網羅する数理学的研究

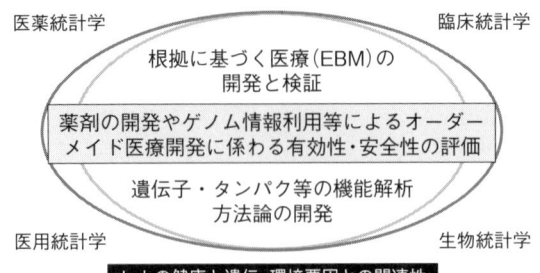

医薬統計学　　　　　　　　　　　　　　　　臨床統計学

根拠に基づく医療(EBM)の
開発と検証

薬剤の開発やゲノム情報利用等によるオーダー
メイド医療開発に係わる有効性・安全性の評価

遺伝子・タンパク等の機能解析
方法論の開発

医用統計学　　　　　　　　　　　　　　　　生物統計学

ヒトの健康と遺伝・環境要因との関連性

パク質の情報を臨床データと関連させ，オーダメイド医療へ道を開く統計的方法も急速に発展している．

　本シリーズは，バイオ統計学が対象とする「臨床」，「環境」，「ゲノム」の分野ごとに具体的なデータを中心にすえて，確率的推論，データ収集の計画，データ解析の基礎と方法を明快に分かりやすく述べたわが国初めてのバイオ統計学テキストシリーズである．シリーズの構成は，次のようである．

第1巻：バイオ統計の基礎 ― 医薬統計入門
　　　　ベイズの定理とその応用，統計的推定・検定，分散分析，回帰分析，ロジスティック回帰分析の基礎を解説する．

第2巻：臨床試験のデザインと解析 ― 薬剤開発のためのバイオ統計
　　　　バイオ統計学の視座に基づいて臨床試験のプロトコル作成，症例数設計，さまざまな研究デザインと解析の要点を数理的・系統的に解説する．

第3巻：サバイバルデータの解析 ― 生存時間とイベントヒストリデータ
　　　　生存時間データ解析とイベントヒストリデータ解析の基本的な考え方，数理，および解析の方法を懇切丁寧に解説する．

第 4 巻：医療・臨床データチュートリアル ── 医療・臨床データの解析事例集　臨床データの実例とデータ解析の事例を集め，解説と演習を提供した本シリーズのハイライトとなる事例集である．（本書）

第 5 巻：観察データの多変量解析 ── 疫学データの因果分析
　観察データはバイアスや交絡因子の影響から逃れることができない．これらの影響を最小にする工夫として，従来の疫学的方法論に加え，新しく発展したプロペンシティ・スコア法やカテゴリカルデータ解析法を解説する．

第 6 巻：ゲノム創薬のためのバイオ統計 ── 遺伝子情報解析の基礎と臨床応用　ゲノムサイエンスの基礎，および遺伝子情報の臨床利用に関わるバイオ統計学として遺伝子マーカー解析を解説する．

　本シリーズの各巻は，久留米大学大学院医学研究科バイオ統計学修士課程，東京理科大学医薬統計コース，富山大学医学部，新潟大学医学部などにおいて過去 4 年間にわたって行われた講義の講義ノートに基づいて執筆されている．したがって，簡明で，分かりやすい．また，数式なども最低のレベルにおさえられており，臨床試験にかかわる医師，薬剤師，バイオ統計家，臨床コーディネータ (CRC) などが独習できるように工夫されている．本シリーズの各巻がバイオ統計学テキストとして大学や社会人教育の場において，広く採用され，バイオ統計学発展の礎となればこれに優る喜びはない．

　最後になるが，本シリーズは平成 15 年度文部科学省科学技術振興調整費振興分野人材養成プログラムに採択され久留米大学大学院医学研究科に開設されたバイオ統計学修士・博士課程講義の中から生まれた講義テキストを編集し直したものである．ご支援いただいた文部科学省科学技術・学術政策局，独立行政法人科学技術振興機構 (JST)，ならびに久留米大学の皆様に心より感謝申し上げる．

シリーズ編集委員一同

柳川 堯, 赤澤 宏平, 折笠 秀樹, 角間 辰之

まえがき

　本書は，医療・臨床データ解析の基本的な考え方や解析の方法を紹介したテキストである．医師から提供されたリサーチクエッションとデータを各章ごとに課題としてまとめ，課題の解析を展開しながら考え方や方法を分かりやすく詳述した．本書の最大の特徴は，各課題で使用した全データを公開し，読者がデータをダウンロードして PC を使って実際に解析しながら理解できるよう配慮したことである．

　データ解析の要諦は，データが持つ情報をいかに有効に引き出すかに尽きる．情報の引き出し方に正解が一つあるわけではない．本書で紹介した方法以外にもっとうまい方法があるかもしれない．本書で公開したデータを使って読者自ら様々な解析方法を工夫し模索されるとよい．

　最近ビッグデータが注目を浴びている．ビッグデータ解析の専門家（データアナリスト）を目指す人も少なくないと聞く．本書が対象としたデータはビッグデータのような大規模データではないが，初心者が始めからビッグデータに対処できるわけがない．統計的な考え方や技法を適用して問題解決を行うことができる能力を小規模データを用いて磨いておくことが重要である．本書で提供したデータはそのためにも有益である．

　本書は，久留米大学大学院医学研究科バイオ統計学群で毎年行ってきた医学データの解析実習が基礎になっている．この講義は 2 年次に行われ，バイオ統計シリーズ第 1 巻『バイオ統計の基礎』程度の基礎を習熟していることが前提とされている．統計学の基礎知識を忘れた読者は『バイオ統計の基礎』を参照しながら読まれることをお勧めする．

　医学データの解析実習では様々なデータをできるだけたくさん解析する機会を提供するよう努めてきた．幸いにして，久留米大学医学部関係の先生方から，大変協力的なデータの提供を得ることができた．しかしながら，日本全体

を見回すと必ずしもそうではない．医学データの公開に同意を得ることは至難の業と言われている．アメリカ合衆国でバイオ統計学が発展しているのは，しばしば見落とされているが，例えば National Institute of Health (NIH) から国の研究費の配分を受けて実施された研究のデータは，納税者から請求があった場合には公開が原則とされていることに大きく係っている．データの原則的公開によって研究の透明性が保たれる上に，第三者がデータを再解析するというプレッシャーによって解析結果の再現性まで担保されているのである．

　本書で使用したデータの公開に快諾をいただいた久留米大学医学部外科学教室の藤田博正教授（現久留米大学名誉教授），森　直樹医師，永野剛志医師，久留米大学医学部内科学教室　田尻祐司准教授，くるめ病院佐藤郷子医師および鹿児島県厚生連の日高好博さんに深甚の感謝の意を表したい．また，新潟大学医歯学総合病院医療情報部の赤澤宏平教授および久留米大学大学院医学研究科バイオ統計学群の服部　聡教授には，貴重な時間をさいて原稿の査読を行っていただき有意義なコメントをいただいた．心から感謝したい．

　なお，本書は当初，角間辰之教授（久留米大学大学院医学研究科）および折笠秀樹教授（富山大学大学院医学薬学研究部）との共著として企画された．その方が多岐・多様なデータを読者に提供することができると考えられたからである．しかしながら，両教授が主戦場とされている臨床試験関連のデータは公開の許可を得ることが難しかったことなどの理由で，残念なことではあったが共同執筆は実現しなかった．

　本書の出版に関して近代科学社 小山　透社長と大塚浩昭さんに大変お世話になった．心より感謝したい．

柳川　堯
2014 年 5 月 8 日

データのダウンロード

本書の各章で使用した解析データを，近代科学社の次のサポートページに用意しています．ダウンロードしてご利用ください．

http://www.kindaikagaku.co.jp/support.htm
『医療・臨床データチュートリアル』

ダウンロードするファイルは「kadai_data.zip」です．zip形式となっておりますので，解凍してお使いください．

・[kadai_data.zip] の内容

1章のデータ	課題 1.1 データ.xls
2章のデータ	課題 2.1 データ.xls
3章のデータ	課題 3.1 データ.xls
	課題 3.1 の解析 (1).sas
	課題 3.1 の解析 (2).sas
4章のデータ	課題 4.1 アルブミン.csv
	課題 4.1 アルブミン.sas
	課題 4.1 アルブミン.xls
	課題 4.2-8OHdG.csv
	課題 4.2-8OHdG.sas
	課題 4.2-8OHdG.xls
5章のデータ	課題 5.1 データ.csv
6章のデータ	課題 6.1 データ.xls
7章のデータ	課題 7.1 乳がん.xls

目 次

データのダウンロード vii

第1章 データ解析の基本　1

1.1 さまざまな解答 2
   1.1.1 A君の解析 2
   1.1.2 B君の解析 2
   1.1.3 C君の解析 3
   1.1.4 D君の解析 4
1.2 大きく食いちがったレポート 6
1.3 食いちがいの原因 7
   1.3.1 A君と他の3君との相違 7
   1.3.2 B君とC君の相違 7
   1.3.3 B, C両君とD君との相違 12
1.4 バイオ統計家の解析 13
   1.4.1 データ解析の基本 13
   1.4.2 箱ひげ図 14
   1.4.3 統計的検定 15
   1.4.4 散布図 16
1.5 交互作用項をもつ重回帰モデル 17

第 2 章　平均への回帰　21

- 2.1 平均への回帰とは 22
- 2.2 平均への回帰の調整 26
  - 2.2.1 $\bar{Y} - \bar{X}$ のバイアス 26
  - 2.2.2 平均への回帰の調整法 27
- 2.3 課題 2.1 の解析 29
  - 2.3.1 データの吟味 29
  - 2.3.2 平均への回帰の吟味 31
  - 2.3.3 平均への回帰の影響調整：第一の方法 33
  - 2.3.4 平均への回帰の影響調整：第二の方法 34
  - 2.3.5 平均への回帰の影響調整：第三の方法 35
  - 2.3.6 課題 2.1 データの解析のまとめ 41

第 3 章　対照群をもつ経時データの解析　45

- 3.1 なぜこのような手が込んだデザインが必要なのか 45
- 3.2 第一の解析法 47
  - 3.2.1 モデルの構築 47
  - 3.2.2 解析法 49
  - 3.2.3 課題 3.1 データの解析 50
  - 3.2.4 結果の解釈 54
- 3.3 第二の解析法 55
  - 3.3.1 混合効果モデルの構築 55
  - 3.3.2 混合効果モデル 57
- 3.4 混合効果モデルによる解析 59
  - 3.4.1 データの解析 61
- 3.5 第一の方法と第二の方法：どちらがよいか？ 68

第 4 章　対応がない経時データの解析　　71

- 4.1 同等性の判定 71
  - 4.1.1 考え方 72
  - 4.1.2 基本方針 75
  - 4.1.3 データの解析 82
  - 4.1.4 SAS のプログラム 82
  - 4.1.5 アウトプット 85
- 4.2 優越性の検定 88
  - 4.2.1 考え方 88
  - 4.2.2 データの吟味 91
  - 4.2.3 混合効果モデル 91
  - 4.2.4 データの解析 94
  - 4.2.5 SAS のプログラム 95
  - 4.2.6 アウトプット 97

第 5 章　施設間差の調整　　105

- 5.1 施設間差を無視すると誤る 107
- 5.2 施設間差の検証はどのようにして行うか 108
  - 5.2.1 プラセボ群だけに注目 109
  - 5.2.2 プラセボ群と試験薬群の両者に注目 109
  - 5.2.3 どの施設が原因で施設間差が生じたか 109
  - 5.2.4 JMP を使ってカイ二乗検定を行う方法 111
- 5.3 Mantel-Haenszel 法による施設間差の調整 113
  - 5.3.1 Mantel-Haenszel 法 113
  - 5.3.2 課題 5.1 のデータへの適用 114
- 5.4 ロジスティックモデルによる施設間差の調整 120
  - 5.4.1 ダミー変数の与え方を変えると解析結果が変わる 124

目次　xi

- 5.5 有効率の差へのこだわり 126
  - 5.5.1 非劣性仮説の検定 127
  - 5.5.2 非劣性仮説の検定：Y-T-H 法 129
  - 5.5.3 ロジスティックモデルを利用する方法 130
  - 5.5.4 体重群間差を調整した非劣性の検証法 133
  - 5.5.5 信頼区間の構成法 134
- 5.6 間違って使われている信頼区間法 137

第6章　生活習慣病関連因子の特定　141

- 6.1 解析の基本方針 142
  - 6.1.1 基本方針 142
  - 6.1.2 なぜ，関連性が低い説明変数を選ばなければならないのか 143
- 6.2 基本統計量 146
- 6.3 ロジスティック単回帰分析 149
- 6.4 グラフィカルモデリング 149
  - 6.4.1 第二次候補説明変数の事前選択 152
  - 6.4.2 第二次候補説明変数 154
  - 6.4.3 第三次候補説明変数の選択 155
  - 6.4.4 第四次候補説明変数 156
  - 6.4.5 予測モデルの構築 156
- 6.5 予測確率を求める数式の導出 157
- 6.6 生活習慣指導への適用 160

第7章　生存時間データの解析　163

- 7.1 データの概要 165
- 7.2 単変量 Cox 比例ハザードモデルによる解析 166

7.3 共変量間の関連性 168
7.4 多変量比例ハザードモデルの構築 170
　　7.4.1 通常の指針 170
　　7.4.2 エキスパートによる指針 171
7.5 lymphとstageによる層別 172

索　引　　　　　　　　　　　　　　　　　　**179**

第1章　データ解析の基本

> **課題 1.1**
>
> 近代科学社の本書のサポートページ (http://www.kindaikagaku.co.jp/support.htm) に準備された［課題 1.1 データ.xls］は，メタボ検診でとられた年齢 51 歳以上 60 歳未満の男 20 人と女性 20 人の性別，腹囲 (cm)，総コレステロール値 (mg/100 ml) のデータです．総コレステロールが増加すれば，腹囲は増加傾向を示すだろうか？ もし，増加傾向を示すとしたら総コレステロールが 10 mg/100 ml 増加するとき，腹囲は何 cm 増加すると推定されるか？

　課題 1.1 は，バイオ統計学専攻の大学院修士課程学生の PC 演習に毎年使用している課題です．総コレステロールが 10 mg/100 ml 増加するとき，腹囲は何 cm 増加するかという問いに着目すると，腹囲を目的変数 Y，総コレステロールを説明変数 X とする単純な回帰分析の問題にすぎません．学生は楽々とレポートを提出します．しかしながら，全員満点ではありません．さまざまな解答が生じます．本章では，まず結果が食いちがう 4 人の学生のレポートを示します．次になぜ食い違う結果が得られたのかについて考え，最後にバイオ統計家による模範解答を与えることによってデータ解析の基本を解説します．

表 1.1　A 君：性別を無視した単回帰分析

	係数	標準誤差	t	p 値
切片	679.81	9.15	8.72	0.000
総コレステロール	0.04	0.04	0.83	0.41

1.1　さまざまな解答

1.1.1　A 君の解析

A 君は性別を無視して，腹囲を目的変数 y，総コレステロールを説明変数 X_1 として単回帰分析を行いました．表 1.1 に A 君のアウトプットの要約を与えました．表 1.1 より A 君は解析結果を，次のようにまとめました．

> **A 君のレポート**
> 腹囲と総コレステロールの間に有意な関連性は見られなかった ($p = 0.41$)．

1.1.2　B 君の解析

B 君は，総コレステロールと腹囲の関連性を性別で調整して解析を行いました．まず，ダミー変数 x_2 を用いて性別 (sex) を

$$x_2 = \begin{cases} 0 & \text{男性} \\ 1 & \text{女性} \end{cases}$$

で表しておき，次に腹囲を目的変数 (y)，総コレステロール (x_1) と性別 (x_2) を説明変数として重回帰分析を行いました．使用した統計ソフトは Excel でした．B 君のアウトプットを表 1.2 に要約しました．

表 1.2　B 君：Excel アウトプットの要約

	係数	標準誤差	t	p 値
切片	68.55	8.98	7.64	0.000
総コレステロール	0.07	0.04	1.77	0.085
性別	7.47	2.37	3.15	0.003

表 1.2 を，B 君は次のように解釈しました．

- 総コレステロールと腹囲の間に有意な関連性はない ($p = 0.085$)．しかし，性別は腹囲と有意に関連している ($p = 0.003$)．
- 想定した重回帰モデルは，次のように表される．

$$E(Y|x_1, x_2) = \beta_0 + \beta_1 x_1 + \beta_2 x_2 \tag{1.1}$$

ただし，$E(Y|x_1, x_2)$ は x_1, x_2 を given としたときの腹囲の期待値，x_1 は総コレステロールを表す変数である．よって，表 1.2 の数値を当てはめるとこの式は具体的に次のように表される．

$$[腹囲] = 68.55 + 0.07 \times [総コレステロール] + 7.47 \times [性別]. \tag{1.2}$$

- 性別はダミー変数を用いて男性を 0，女性を 1 で表したので，この式は女性の腹囲の平均値は男性より 7.47 cm 大きいことを示している．

この解釈に基づいて，B 君は解析結果を次のようにまとめました．

> **B 君のレポート**
> 腹囲と総コレステロールの間に有意な関連性は見られなかった ($p = 0.085$)．しかし，腹囲と性別には有意な関連性がみられ ($p = 0.003$)，女性の腹囲は，男性よりも平均的に 7.47 cm 大きい．

1.1.3 C 君の解析

C 君も，性別で調整して解析することにして，B 君と同様に性別をダミー変数 x_2 で表し，腹囲を目的変数 (y)，総コレステロール (x_1) と 性別 (x_2) を説明変数として，B 君と同じ重回帰分析をしました．ただし，C 君は Excel ではなく統計ソフト JMP を用いて解析を行いました．データシートの作成にあたっては x_2 がダミー変数であることに注意して x_2 の [データタイプ] に [文字]，[尺度] に [名義尺度] を選択しています．C 君が得たアウトプットの要約は表 1.3 のとおりです．

表 1.3　C 君：JMP アウトプットの要約

	係数	標準誤差	t	p 値
切片	72.29	8.57	8.43	< 0.0001
総コレステロール	0.07	0.04	1.77	0.085
性別 [0]	−3.73	1.19	−3.15	0.003

C 君の解析法は，B 君と全く同じです．しかし，表 1.3（JMP のアウトプット）には表 1.2 と決定的に異なっている箇所があります．C 君は表 1.3 を，次のように解釈しました．

- 総コレステロールと腹囲の間に有意な関連性はない（$p = 0.085$）．しかし，性別は腹囲と有意に関連している（$p = 0.003$）．
- 表 1.3 より腹囲の期待値と総コレステロール，性別の関係式は，次で与えられる．

$$[腹囲の期待値] = 72.29 + 0.07 \times [総コレステロール] - 3.73 \times [性別]. \quad (1.3)$$

性別はダミー変数を用いて男性を 0，女性を 1 で表しており，性別の係数が負なので，この式は女性の腹囲が男性より 3.73 cm 小さいことを示している．

そこで，C 君は解析の結果を次のようにレポートしました．

> **C 君のレポート**
> 腹囲と総コレステロールの間に有意な関連性は見られなかった（$p = 0.085$）．しかし，腹囲と性別には有意な関連性がみられ（$p = 0.003$），女性は男性に比べ平均的に 3.73 cm 腹囲が小さかった．

1.1.4　D 君の解析

説明変数の中に x_2 のようなダミー変数があるとき，Excel で重回帰分析はできないと先輩が話していたことを耳にしたことがある D 君は，男性と女性に層別してそれぞれの層で腹囲と総コレステロールの関係を単回帰分析しました．Excel による D 君のアウトプットの要約は表 1.4 のとおりです．

表 1.4 D 君：層別による単変量解析

男性	係数	標準誤差	t	p 値
切片	47.93	11.94	4.01	0.001
総コレステロール	0.17	0.05	3.06	0.007

女性	係数	標準誤差	t	p 値
切片	94.88	10.79	8.80	0.000
総コレステロール	−0.02	0.05	−0.41	0.685

表 1.4 を，D 君は次のように解釈しました．

- 男性の場合，総コレステロールと腹囲の間には有意な関連性がある ($p = 0.007$)，しかし，女性の場合は有意な関連性はない ($p = 0.685$)．
- 想定した単回帰モデルは，次のようなモデルである．

$$E(Y|x_1) = \alpha_0 + \alpha_1 x_1,$$

ただし，$E(Y_1|x_1)$ は x_1 （総コレステロール）を given としたときの腹囲の期待値を表す．よって，表 1.3 の数値を代入して，この式を具体的に書き表すと次のようになる．
男性の場合

$$[腹囲の期待値] = 47.93 + 0.17 \times [総コレステロール].$$

女性の場合

$$[腹囲の期待値] = 94.88 - 0.02 \times [総コレステロール].$$

よって，男性の場合，総コレステロールが 1 mg/100 ml 増加すると腹囲は 0.17 cm 増加する．

この解釈に基づいて，D 君は解析結果を次のようにまとめました．

> **D 君のレポート**
> 男性の場合，腹囲と総コレステロールとの間に有意な関連性が見られ ($p = 0.007$)，総コレステロールが 10 mg/100 ml 増加すると腹囲は 1.7 cm 増加する．しかし，女性の場合，腹囲と総コレステロールとの間に有意な関連性は見られない ($p = 0.685$)．

1.2 大きく食いちがったレポート

A，B，C，D 4 君のうち誰の解析が正しい解析でしょうか．その答えを与える前に，A，B，C，D 君のレポートの中で決定的に相異する点を要約しておきます．

- **A 君と B，C，D 君との相違**：A 君は性別を無視しました．これに対して B，C 君はダミー変数を用いて性別を表し，総コレステロールと性別を説明変数とする回帰モデルを考えて腹囲と総コレステロール関連性を調べました．また，D 君は男性と女性を分けて別々に解析しています．つまり B，C 君はダミー変数を導入することによって，D 君は男女で層別することによって**性別の影響（効果）**を調整した解析を行っています．

- **B 君と C 君の相違**：B 君のレポートでは「女性は男性に比べ 7.47 cm 腹囲が大きい」としているのに対して C 君のレポートでは「女性は男性に比べ 3.73 cm 腹囲が小さい」となっています．女性と男性の腹囲の大きさが B，C 両君の間で逆転しています．

- **A，B，C 君と D 君の相違**：A 君，B 君，C 君のレポートでは「腹囲と総コレステロールの間に有意な関連性は見られなかった」とされているのが D 君のレポートでは「男性の場合，腹囲と総コレステロールの間に有意な関連性が見られたが，女性の場合には有意な関連性がみられなかった」となっています．

A，B，C，D の 4 君は，同じデータを解析しています．にもかかわらず，なぜ，相反するこのような大きな相違が起こったのでしょうか．

その理由は，次節で解説することにして，ここで強調しておきたいことは，

統計的データ解析では，A，B，C，D君のレポートに見られるような大きな相違が日常的に起こっているということです．それにもかかわらず，そのことに気付かず「あなたが得た解析結果は，A君の結果」にすぎないかも知れないのに「正しい解析ができた」と自信たっぷり思っていることです．

統計的データ解析には，アート（芸術）の部分がかなり色濃く残っています．つまり，PCが打ち出す機械的なアウトプットを直ちに信用するのはあぶないという面が強いのです．A，B，C，D君のレポートのような相違が日常茶飯事に起こることを，しっかりと心に留め「もしかしたら，データがもつ情報を取り出せていない，あるいは情報の一部しか取り出せていないのではないか」，「他の方法で，もう一度解析しなおすと，いま得た結果が再現されるのかどうか」等々，何度も問い直すとともに，データをいろいろな角度から謙虚に吟味し，研究対象に対する十分な知識を得た上で，データに対するセンスと経験を加味してアウトプットを解釈するすることが重要です．

1.3　食いちがいの原因

統計ソフトには制約や約束事が潜んでいます．データ解析によって正当な結果を得るためには，適用する統計手法の理解はもとより，これらの制約や約束事を正しく理解しておくことが重要です．本節では，A，B，C，D4君のレポートの相違は，何が原因で起こったのかを考えることによって理解を深めます．

1.3.1　A君と他の3君との相違

A君は解析の前にデータの吟味を行うべきでした．例えば，後に出てくる図1.4のような散布図を描いていれば，腹囲と総コレステロールの関連性は男性と女性で異質であることが示唆されたはずです．このようなとき，A君のように性別を無視すると，多くの場合，正しい結果は得られません．

1.3.2　B君とC君の相違

B君とC君の相違の原因は，コンピュータソフトの不十分な理解に起因し

ています．このことについて解説する前に，ダミー変数とは何かを確認しておきます．

● ダミー変数とは

B君とC君は，男性を $x_2 = 0$，女性を $x_2 = 1$ とおき，ダミー変数（名義変数）x_2 で性別を表しました．ダミー変数は，名義的に指定された変数で，0，1ではなく，例えば2，5を割り付けても問題はありません．測定値（連続変数）なら，0，1と2，5は本質的に異なった数値です．PCは，0，1がインプットされたとき，userが指定しない限り，0，1がダミー変数か，連続変数かを理解することができません．ダミー変数であるにもかかわらず，それを指定せずに分析するとソフトは多くの場合0，1を連続変数として解析してしまうのでとんでもない間違った結果を返してくることがあります．なお，ダミー変数を用いる場合，混乱したり忘れたりしないように表1.5のようなコード表を作成しておくことが重要です．

表 1.5　コード表

性別	男性	0
	女性	1
血圧	低い	0
	正常	1
	高い	2
高血圧既往歴	あり	1
	なし	0

● B君とC君の相異の原因

次に，何が原因でB君とC君の相違が起こったかについて考えます．

1. Excel統計ソフトの理解不足

Excelに準備された統計ソフト［分析ツール］の重回帰分析は，**連続変数が想定されています**．したがって，B君がインプットした x_2 はダミー変数であるにもかかわらず連続変数と解釈されて解析されています．ちなみに，男性（女性）を $x_2 = 0(1)$ ではなく

1.3 食いちがいの原因

表 1.6 ダミー変数を $x_2 = 2$: 男性, $x_2 = 5$: 女性 と指定したときの Excel アウトプット

	係数	標準誤差	t	p 値
切片	63.57	9.71	6.55	0.000
総コレステロール	0.07	0.04	1.77	0.085
性別	2.49	0.79	3.15	0.003

$$x_2 = \begin{cases} 2 & \text{男性} \\ 5 & \text{女性} \end{cases}$$

と表し Excel で同じ解析をすると表 1.6 の結果がアウトプットされます．Excel がダミー変数を正しく理解するソフトならば，表 1.6 は表 1.2 と完全に一致するはずですが，両者はかなり食い違っています．

注意 1.2 ダミー変数 x_2 に 2, 5 を割り付けることなど，通常はあり得ないことと思いますが，相異を目立たせるために選びました．なお，よく行われるように $x_2 = -1$（男性），1（女性）と割り付けても相異の差は小さくなりますが表 1.2 と異なる結果が得られます．

B 君の誤りは「Excel の [回帰分析] ソフトは連続変数しか対象としていない」を理解していなかったことです．

では，Excel の統計解析ソフトは説明変数の中にダミー変数が含まれると使用できないかといえば，そうではありません．表 1.6 と 表 1.2 の結果を比べてみると一致する部分と一致しない部分があることに気がつきます．一致する部分は，次の通りです．

- 総コレステロールの推定値，標準偏差，t，p 値
- 性別の t の値 と p 値

異なる部分は，次の通りです．

- 性別の係数の値と標準偏差の値
- 切片の値とその標準偏差の値

10　第1章　データ解析の基本

　性別の推定値と標準偏差が食い違うのは $x_2 = 0, 1$ のときと $x_2 = 2, 5$ のときの違いが出ただけのことです．切片の値とその標準偏差の値が異なったのは，そのしわ寄せと理解できます．

　このことに気づくと，Excel で説明変数にダミー変数があるときの解析結果の解釈について，次の教訓が得られます．

- 性別がダミー変数で表されているとき (1.2) 式のような表現で結果を表すのは間違いである．
- 男性の場合と女性の場合に分けて結果を表すべきである．この習慣を身につければ，以下のようにダミー変数の割り付け方によらない同じ結果を得ることができる．

男性と女性を分けて表せば同一の結果となる

　$x_2 = 0$（男性）；1（女性）と割り付けた場合：

　男性の場合 $x_2 = 0$，女性の場合 $x_2 = 1$ を代入すると，表 1.2 に与えらた結果より

$$\begin{aligned}
\text{男性の場合}: y &= \text{切片} + \text{男性の効果} + \beta_1 x_1 \\
&= 68.55 + 7.47 \times 0 + 0.07 x_1 \\
&= 68.55 + 0.07 x_1.
\end{aligned} \tag{1.4}$$

$$\begin{aligned}
\text{女性の場合}: y &= \text{切片} + \text{女性の効果} + \beta_1 x_1 \\
&= 68.55 + 7.47 \times 1 + 0.07 x_1 \\
&= 76.02 + 0.07 x_1.
\end{aligned} \tag{1.5}$$

　$x_2 = 2$（男性）；5（女性）と割り付けた場合：

　男性の場合 $x_2 = 2$，女性の性の場合 $x_2 = 5$ を代入すると，表 1.6 より

$$\begin{aligned}
\text{男性の場合}: y &= \text{切片} + \text{男性の効果} + \beta_1 x_1 \\
&= 63.57 + 2.49 \times 2 + 0.07 x_1 \\
&= 68.55 + 0.07 x_1.
\end{aligned} \tag{1.6}$$

$$\text{女性の場合：} y = \text{切片} + \text{女性の効果} + \beta_1 x_1$$
$$= 63.57 + 2.49 \times 5 + 0.07 x_1$$
$$= 76.02 + 0.07 x_1. \tag{1.7}$$

上のように男性の場合，女性の場合に分けて表すと (1.4) 式と (1.6) および (1.5) 式と (1.7) 式は一致します．つまり，ダミー変数の値の割り付けによらず同じ結果が得られます．

2. JMP 統計ソフトの理解不足

C 君は，JMP データシートにデータをインプットするとき x_2 のデータタイプを [文字]，尺度を [名義尺度] に正しく指定しています．しかしながら，C 君は，表 1.3 のアウトプットでは，表 1.2 のアウトプットと異なって性別が性別 [0] となっていることを見落としました．

- JMP では，性別 [0] は，性別 $x_2 = 0$，すなわち男性の場合の回帰係数 β_1 の推定値を表します．

つまり，腹囲に対する男性の効果が値 -3.73 であることを意味します．統計ソフトの約束事の単純な見落としにすぎませんが，結果に大きな影響を与えます．

さらに致命的なのは，C 君の JMP 統計ソフトに対する理解不足です．JMP，および多くの統計ソフトは，いったん x_2 が 2 値をとるダミー変数であると宣言されるとその値が 0，1 であろうが 2，5 であろうがインプットされたダミー変数とは全く無関係に，独自のアルゴリズムで結果を算出します．つまり，

- JMP は，一方の推定値が -3.73 のとき，他方は 3.73 をとるように，つまり両者を加えるとゼロになるように仕組まれたアルゴリズムで回帰係数の推定値を算出する

のです．このことを理解していれば，男性の効果が表 1.3 のように -3.73 のとき，女性の効果は 3.73 であることが分かります．

以上に述べたことから，表 1.3 の解釈は，C 君のように (1.2) 式に基づいて

行うのではなく，次のように場合に分けて行うべきことが分かります．

$$\begin{align} 男性の場合: y &= 切片 + 男性の効果 + \beta_1 x_1 \\ &= 72.29 - 3.73 + 0.07 x_1 \\ &= 68.55 + 0.07 x_1. \end{align} \tag{1.8}$$

$$\begin{align} 女性の場合: y &= 切片 + 女性の効果 + \beta_1 x_1 \\ &= 72.29 + 3.73 + 0.07 x_1 \\ &= 76.02 + 0.07 x_2 \end{align} \tag{1.9}$$

(1.8) 式は (1.4) 式と一致します．(1.9) 式も (1.5) 式と一致します．つまり，統計ソフトの約束事を理解して正しい解析を行うとB君とC君の結果は一致します．使用する統計ソフトには，制約や約束事が潜んでいます．統計ソフトを用いて正しい解析を行うためには，統計ソフトを使用する前に，これらの制約や約束事を理解しておくことが基本です．

1.3.3 B，C両君とD君との相違

JMPという統計ソフトとExcelの統計解析ソフトを正しく理解して使用すれば，B君とC君の結果は一致することが分かりました．ここでは，B，C両君とD君の相違がどうして生じたかを考えます．

数学が得意でない読者には分かり難いと思いますが，実は重回帰モデル (1.1) 式には，次の制約が設定されています．

- 総コレステロールが1単位増加するとき，腹囲の増加量は男性と女性で同一

実際，上の (1.4) 式と (1.5) 式を比べてみれば x_2 の係数は 0.07 で同一です．したがって，B君とC君がえた結果「腹囲と総コレステロールの間に有意な関連性は見出されない」は，正確には「総コレステロールが1単位増加するとき腹囲の増加量は男性と女性で同一としたとき」という条件を付けた時の結果です．他方，D君は始めから男性と女性で層別しているので，数学モデルには関係しません．つまり，D君の結果は，そのような制約条件を付

けない時の結果です．制約条件を付けたときと，付けないときで結果が変わるのは当然です．それなら，D君のようにいつも層別して解析すればよいのか，といえばそうとも限りません．層に分け層ごとに解析すると，層内のサンプルサイズが小さくなり，有意な関連性があっても検出できない可能性が大きくなるからです．

1.4 バイオ統計家の解析

データ解析の基本は，

- 解析に入る前にいろいろな角度からデータを吟味しておく
- 最初からモデルに制約を付けて解析するのではなく，制約をもたない一般的なモデルを立て，最もデータに適合するモデルを選択して解析すること
- 医学的知識と照らし合わせて結果を吟味し，解釈を行う

です．本節では，バイオ統計のエキスパートによる解析を紹介することによって，これらの基本を解説します．

1.4.1 データ解析の基本

A，B，C，D君は，ただちに重回帰分析，あるいは単回帰分析を適用して解答を得ようとしました．解析を行う前に，データをいろいろな角度から吟味することがデータ解析の基本です．データシートには，小数点を落としたり数字読み取りを間違ったりして誤って数値が記入されていることがあり得ます．また，医療データでは際立って小さな数値，あるいは大きな数値を示す被験者がいます．これらの数値を**異常値**（外れ値）といいます．異常値を含めて解析するのか，除外して解析するのかによって結果が大きく変わることがあります．異常値を適切に対処するには，何の目的でデータを収集・解析するのかを常に明らかにしておくことが重要です．多くの場合，エビデンスは異常値を示す極少数のヒトを除く多数のヒトに対して期待される事柄です．異常値を示す少数の被験者は，別枠で個別的に吟味することを勧めます．本節では，データを吟味するいくつかの方法を紹介します．

1.4.2 箱ひげ図

図 1.1 は，課題 1.1 のデータの中から総コレステロールを男性と女性に層別して描いた**箱ヒゲ図 (box-and-whisker-plot)** です．中央の箱 (box) の下辺は 25 %点，上辺は 75 %点，箱の中の線は 50 %点（中央値）を表します．上辺から下辺までの距離を **4 分位範囲**といいます．また，点線の部分をひげといいます．箱の上辺から 1.5×[4 分位範囲] より上側にある点，および箱の下辺から 1.5×[4 分位範囲] より下側にある点を異常値とみなします．図 1.1 では，女性の箱ひげ図のひげの上端のかなり上の方に○点が 1 個あります．これは異常値です．ひげの上端および下端にある短い横線はデータから異常値を除いた時の最大値と最小値を表します．箱ヒゲ図は，データの分布の様子を視覚的に吟味するのに有用であるばかりでなく，異常値（外れ値）のチェックにも有用です．

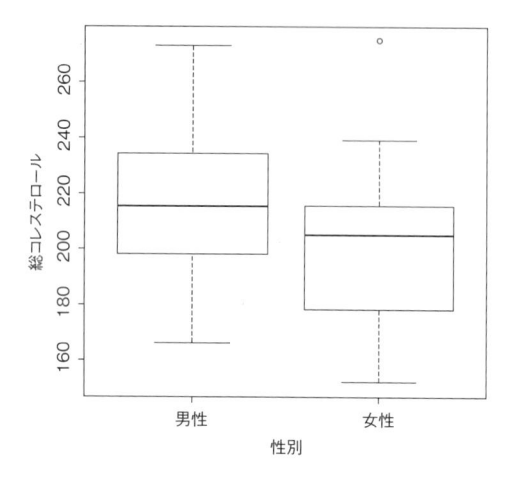

図 **1.1** 性別で層別した総コレステロールの箱ひげ図 (Excel)

Excel には箱ひげ図を簡単に描くソフトは準備されていませんが，インターネットで検索すると Excel を使って箱ひげ図を描く方法が紹介されています．JMP にはソフトが準備されていますが，図の様子は若干異なります．参考ま

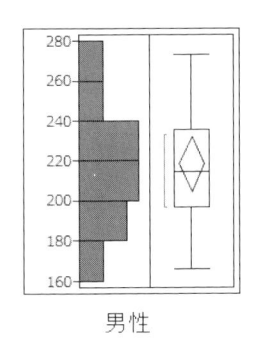

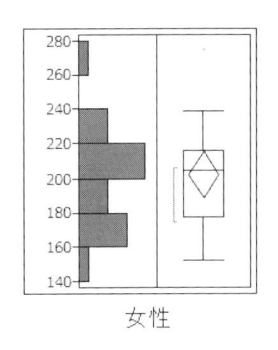

図 1.2　JMP による性別で層別した総コレステロールの箱ひげ図

でに図 1.2 に，JMP の**外れ値の箱ひげ図**を使って図 1.1 と同じ箱ひげ図を描きました．箱とひげの部分は図 1.1 と同じであることが分かります．ひし形が付け加わっていますが，標本平均と 95 %信頼区間を表します．すなわち，ひし形の上の先端が 95 %信頼区間の上限，下側の先端部分が 95 %信頼区間の下限，中央の脹らみの位置が平均値を表します．なお，ひし形部分は消すこともできます．その要領は [ヘルプ —→ ドキュメンテーション —→ 基本統計およびグラフ] を参照してください．

1.4.3　統計的検定

図 1.3 は，腹囲を男性と女性に層別して描いた箱ヒゲ図です．女性の方が男性より腹囲が大きい様子を示しています．もし，C 君が重回帰分析を実施する前に，このようなデータの吟味を行っていたら，「女性の方が男性よりも腹囲が小さい」という間違った結論を得ることはなかったでしょう．

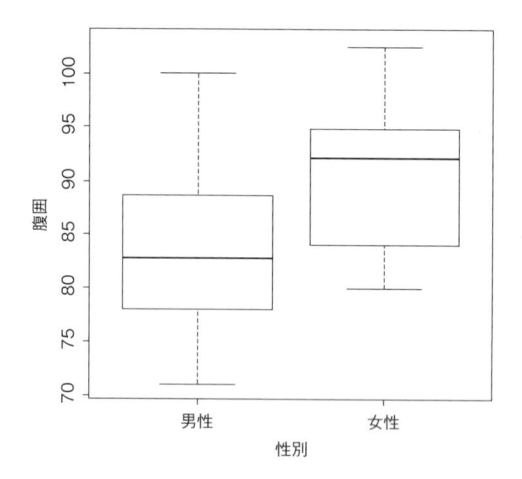

図 **1.3** 性別で層別した腹囲の箱ひげ図

「女性の方が男性より腹囲が大きい」というのは，あくまで視覚的な所見です．本当はそうでないのに，ばらつきのため偶然大きくなっているのか，それとも有意に大きいのか，を統計的検定によって吟味しておく必要があります．

箱ひげ図 1.3 を見ると，異常値はありませんが，女性の腹囲の分布は対称形でないことが示唆されます．このとき，正規分布の仮定を必要とする t-検定は適用できません．ウイルコクソンの順位和検定を適用します．

結果は，p 値 = 0.018 でした．したがって，男性と女性の腹囲が有意に異なるというエビデンスが得られました．課題 1.1 の解析は，性別で調整して解析した方が良いことが示唆されます．

1.4.4 散布図

図 1.4 は，横軸に総コレステロール，縦軸に腹囲をとって課題 1.1 のデータをプロットした**散布図**です．◯は男性，△は女性を表します．男性と女性では，点のバラツキの傾向が全く違うことが視覚的に分かります．この図からも，性別を無視して解析すると誤った結論が導かれることが示唆されます．

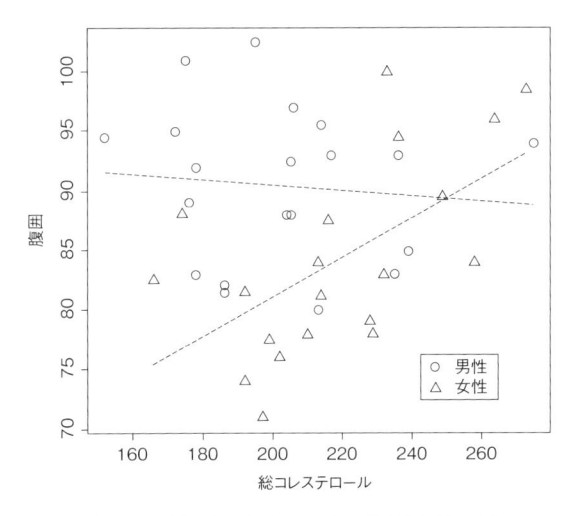

図 1.4 総コレステロールと腹囲の散布図

1.5 交互作用項をもつ重回帰モデル

データ解析の基本の 2 点目は「最初からモデルに制約を付けて解析するのではなく，制約をもたない一般的なモデルを立て，最もデータに適合するモデルを選択すること」でした．本節では，このことを具体的に示します．

バイオ統計のエキスパートが課題 1.1 のデータに対して考えるもっとも広いモデルは，次のような重回帰モデルです．

$$y = \beta_0 + \beta_1 x_1 + \beta_2 x_2 + \gamma x_1 * x_2 + \epsilon, \tag{1.10}$$

ただし，y は腹囲，x_1 は総コレステロールを表す変数，x_2 は B 君と同一の性別を表すダミー変数です．このモデルは，(1.1) の重回帰モデルに新しい項 $x_1 * x_2$ が加わっています．この項は，x_1 と x_2 の積を表す新しい変数で**交互作用項**とよばれます．このモデルには制約条件は課されていません．このことを見るため，(1.10) 式を，男性と女性の場合に分けて表してみます．

男性の場合 ($x_2 = 0$)：

表 **1.7** (1.10) 式による重回帰分析

	係数	標準誤差	t	p 値
切片	71.41	8.04	8.88	0.000
性別 [0]	−3.74	1.11	−3.37	0.002
総コレステロール	0.07	0.04	1.90	0.065
性別 [0]*（総コレステロール −210.6）	0.09	0.04	2.48	0.018

$$y = \beta_0 + \beta_1 x_1 + \beta_2 \times 0 + \gamma \times x_1 \times 0 + 誤差$$
$$= \beta_0 + \beta_1 x_1 + 誤差. \tag{1.11}$$

女性の場合 ($x_2 = 1$)：

$$y = \beta_0 + \beta_1 x_1 + \beta_2 \times 1 + \gamma \times x_1 \times 1 + 誤差$$
$$= (\beta_0 + \beta_2) + (\beta_1 + \gamma)x_1 + 誤差. \tag{1.12}$$

(1.11) 式，および (1.12) 式は，切片が男性 (β_0) と女性 ($\beta_0 + \beta_2$) で異なること，また傾き（x_1 の係数）も男性 (β_1) と女性 ($\beta_1 + \gamma$) で異なっていること，つまり，(1.10) 式は，B，C 両君とは異なって「総コレステロールが 1 単位増えた時，男性と女性で腹囲の伸びは同一」という制約をもたないモデルです．

データ解析の基本 2 の「制約をもたない一般的なモデル」とは，ここでは以上のことからわかるように交互作用項をもつ重回帰モデル (1.10) 式のことです．

重回帰分析の結果

(1.10) 式で与えられたモデルによる重回帰分析を行います．解析結果を表 1.7 に与えました．表には示していませんが，データに対するモデルの当てはまりの良さを表す決定係数は $R^2 = 0.34$ でした．実験が計画されて得られたデータなら $R^2 > 0.56$ を要求したいところですが，ヒトに対する観察データでは $R^2 = 0.34$ 程度であれば，モデルの適合を受け入れることが出来ます．

表 1.7 より，腹囲と総コレステロールの間には有意な関連性が見られませ

んが ($p = 0.065$)，性別と総コレステロールの交互作用項は腹囲と有意な関連性があることが分かります ($p = 0.018$). つまり，男性と女性では腹囲と総コレステロールとの関連性が有意に異なるという結果です．多くの研究者はこの段階で結論を出してしまうのですが，バイオ統計のエキスパートはそうではありません．この結果を見て再解析すべきであると判断します．

再解析

問われている問題は，腹囲と総コレステロールの関連性です．この関連性が男性と女性では有意に異なる，というのが上の結果でした．とすれば当然の帰結として，次に問われるのは，男性ではどうか，女性ではどうかという問題です．つまり，このような手順を経て，はじめて上のD君と同じ解析に至るということです．

もし交互作用項が有意でなかったのなら，総コレステロールが1単位増えた時に男性と女性の腹囲の増加率が異なるというエビデンスは得られなかったと判断して交互作用項をもたないモデル

$$y = \beta_0 + \beta_1 x_1 + \beta_2 x_2 + \epsilon$$

で再解析します．いいかえれば，交互作用項をもたないB君，C君のモデルで再解析して結果を解釈することになります．なお，課題1.1の場合は，交互作用項が有意であったので問題外です．B，C両君の解析に妥当性はありません．

注意 1.2 交互作用項を除外して再解析したときの推定値やp値は，交互作用項を入れたモデルから得られる推定値およびp値と異なります．面倒がらずに再解析をすることが必要です．

第1章の要点

- 回帰分析など数学モデルに基づく分析を行う以前に，箱ひげ図，散布図などを用いて，データをいろいろな角度から吟味しておくこと．統計的データ解析では，A，B，C君のレポートのような相違が頻繁に起こります．
- 統計ソフトには制約や約束事が潜んでいます．正しい結果を得るためには適用する統計手法の理解はもとより，これらの制約や約束事を理解しておくことが必須です．
- ダミー変数を用いる場合，ダミー変数であることを統計ソフトに認識させておくことが必須です，また，混乱したり忘れたりしないようにコード表を作成しておくことも重要です．
- データ解析では，最初からモデルに制約を付けて解析するのではなく，制約をもたない一般的なモデルを立て，最もデータに適合するモデルを選択して解析することが重要です．
- 重回帰モデルでいえば，このことは次のように要約できます．

    まず，交互作用をもつ一般的なモデルで解析してみる．

    交互作用項が有意なら，その交互作用項を構成する変数によって層別を行うなどによってさらにデータがもつ情報を引き出すための再解析を行う．

    交互作用項が有意でないなら，その交互作用項を除外したモデルを作り直して再解析を行う．

    本章で使用した統計技法，およびその参照文献は以下の通りです．

- 箱ひげ図：『バイオ統計の基礎』（柳川・荒木 共著，バイオ統計シリーズ第1巻），pp.29〜31．
- 散布図：『看護・リハビリ・福祉のための統計学』（柳川・菊池ら共著，近代科学社），p.26．
- 回帰分析：『バイオ統計の基礎』（柳川・荒木 共著，バイオ統計シリーズ第1巻），pp.191〜233．

第2章　平均への回帰

課題 2.1

食道がん患者に対する食道切除手術の際に施行される全迷走神経切除術には酸分泌障害を引きおこす可能性がある．他方，術後の胃管内pH（酸性度）が低くても，時間がたてば正常にもどるという報告もある．さらに，胃の酸性度（酸度）には，ピロリ菌感染の有無が影響することも知られている．Mori, et.al,[1]は，食道手術・再建術が施行された患者に対して，ピロリ菌感染の有無で調整を行い，術前と術後，および1年後の胃の酸度の関連性を明らかにした．本書のサポートページ (http://www.kindaikagaku.co.jp/support.htm) に準備された［課題2.1データ.xls］は，そのデータの一部で，術前，術後の胃上部の酸度，および術前，術後にピロリ菌感染の有無が与えられた63例のデータである．ここで，胃の酸度とはpHモニターを施行してpHを測定し，24時間中pHが4未満であった時間の割合のことである．データシート中のコードは，表2.1に与えている．手術の前後で胃酸の強さは低下したか？

（データの提供：久留米大学医学部外科　森　直樹　先生）

表 2.1　課題2.1データシートのコード表

bpH4	術前胃上部の酸度 (%)
apH4	術後胃上部の酸度 (%)
bPyroli	術前ピロリ菌感染（1：あり，0：なし）
aPyroli	術後ピロリ菌感染（1：あり，0：なし）

医療では，課題 2.1 のように治療の前後に測定を行い，両者を比較して治療効果を評価する臨床研究がよく行われます．同一の患者から術前，術後の値が測定されているため患者の個体差，つまり年齢，性別，重症度など患者固有の特性の影響を抑えて治療の効果を調べることができるデザインとして知られ **pre-post デザイン**とよばれています．pre-post デザインから得られた課題 2.1 のようなデータは**対応がある一対のデータ**とよばれています．

通常のテキストは，対応がある一対のデータの検定について，データが正規分布に従う母集団から得られたときは「対応がある t 検定 (paired t-test)」，そうでないときは「ウイルコクソンの符号付順位検定 (Wilcoxon signed rank test)」によって検定を行うように指示しています．

しかしながら，そのような単純な検定では正しく結論を導くことができない可能性があります．医療の分野では**平均への回帰**をはじめ様々な問題があるからです．本章では，課題 2.1 を正しく解析するために，まず平均への回帰とは何かについて解説し，次に平均への回帰の影響を調整する方法を解説し，最後に課題 2.1 の解析を紹介します．

2.1 平均への回帰とは

pre-post デザインから得られるデータは平均への回帰の影響を受けている可能性があります．本節では，正規乱数を利用してデータを作り，データに基づいて平均への回帰とは何かについて解説します．

Excel の分析ツールを利用して，次の演習を実行してください．

演習 2.1

- 平均 122.5，標準偏差 16.3 の正規分布から 1000 個の乱数を二組作成し，その一組を Excel データシートの B 列にインプットして年齢 40 歳以上の男性 1000 人の pre 治療時の sBP（収縮期血圧）とみなします．
- また，もう一方の一組のデータを，Excel データシートの C 列にインプットして post 治療時の sBP とみなします．つまり，1000 個の各行が一人の被験者の pre 治療時の sBP と post 治療時の sBP に対応します．
- このデータに基づいて pre 治療時の sBP と post 治療時の sBP の間に有意な差があるか検定しなさい．

解説 Excel の分析ツールを使って乱数を発生させたところ pre 治療時と post 治療時の sBP の平均と分散は，それぞれ $\bar{x}_1 = 122.64$, $\bar{x}_2 = 122.02$, $S_1^2 = 270.754$, $S_2^2 = 278.588$ と算出されました．両者の平均値はほぼ等しく有意な差があるとは思えませんが，対応がある t 検定を行ってみることにします．結果は，予想どうりで pre 治療時と post 治療時の sBP の間には有意な差は見られませんでした（$p = 0.40$）．同一の正規分布から発生させたデータですから，当然の結果です．

注意 2.1 自分の PC を使って乱数を発生させたところ，上で与えた平均と分散の値に一致しなかった，おかしい，と悩む読者が時々います．乱数は，さいころを投げたときにでる目の数と同じで，発生させるたびに毎回異なった値がでます．したがって一致しないのが当たり前です．

次に，演習 2.1 で作成したデータにおいて，pre 治療時の sBP > 150 を高血圧者とみなすことにします．次の演習で，高血圧者の pre 治療時と post 治療時の sBP データを作ります．

演習 2.2

- 演習 2.1 で作成したデータシートにおいて，B 列と C 列を選択して [列の並べ替え] をクリックし，[最優先されるキー] として [列 B] を選択し [OK] とすると，列 B の数値が大きい方から順番に並び，C 列の数値は元のデータシートにおける同じ行の B 列の隣の数値が B 列の数値にひっついて移ってきます．
- さて，B 列の数値が 150 以上であるものが N 個あったとして，その数値を $x_1, x_2, \ldots, x_N$ と表し，ひっついてきた C 列の数値を $y_1, y_2, \ldots, y_N$ と表します．このとき，$x_1, x_2, \ldots, x_N$ は pre 治療時に高血圧と診断された N 人の sBP，y_i は pre 治療時に高血圧と診断された i 番目の人の post 治療時の sBP を表します．
- このデータを使って pre 治療時と post 治療時の sBP の間に有意な差があるかどうか検定しなさい．

解説 演習 2.1 で著者が作成した B 列のデータについて，150 以上の値をとる数値は 51 個，すなわち $N = 51$ でした．これらの人の pre 治療時の sBP の平均値，および分散は $\bar{x} = 155.974$，$S_X^2 = 27.642$，また post 治療時の平均値，および分散は $\bar{y} = 121.175$，$S_Y^2 = 223.433$ でした．pre 治療時のデータは歪んだ分布形をしていたので，正規分布の仮定は成り立たないと考え，さらにこの二組のデータは，対応がある一組のデータであることから，ウイルコクスンの符号付順位検定を適用しました．その結果，post 治療時の sBP は pre 治療時の sBP よりも有意に低下していることが示されました ($p < 0.0001$)．

なぜ sBP が有意に下がったのか

演習 2.1 で，pre 治療時の sBP と post 治療時の sBP の間に有意な差がないことを確認しました．演習 2.2 では，なんら治療を行っていないにもかかわらず，post 治療時の sBP は pre 治療時の sBP よりも有意に低下しました．治療が行われていないのに，何故，sBP が有意に低下したのでしょうか．

その理由は明らかです．pre 治療時の sBP の平均値は選択された $sBP > 150$

の人の平均値ですから150よりも大きくなるのは当り前です．これに対して，post 治療時の sBP の平均値 121.175 は，当初演習 2.1 で発生させた乱数が従う分布の平均値 122.5 に近い値です．つまり，演習 2.2 では「血圧が下がった」という代わりに「血圧が元に戻って母集団平均値に近づいた」ということができます．

このように検定の結果が有意であったのは，選択的に取り出された $sBP > 150$ の人の sBP 値が平均の近くの値にもどったからにほかなりません．

下がったのは平均への回帰の影響のためだ

一般に，繰り返し測定の場合，第一回目の測定値がとても大きい人の第二回目の測定値は高い確率で平均値に近い値をとることが示されます．これは医学とは無関係なばらつきの数学的法則です．上で血圧が有意に下がったというのはこの数学的法則以外の何ものでもありません．見せかけの効果です．この「見せかけの効果」のことを**平均への回帰** (regression to the mean) と言います．ゴルトン (Francis Galton, 1986) が最初に発見した法則です．[2]

ひるがえって，医療について考えてみます．患者は身体の異変を訴えて医師の診察を受けます．中には，ぎりぎりまで我慢して放っておいても良くなる寸前に駆け込む人が少なからずいます．ピークが過ぎれば落ち着くものですし，患者の回復力が働き治療しなくとも治癒することもよくあります．これらも平均への回帰と考えられます．治療効果を評価するとき，平均への回帰の影響があることを認識して，この影響をブロックする方法を工夫した上で評価しなければ正しい評価はできないことは明らかです．

pre-post デザインでは平均への回帰の影響と効果を切り離せない

一般に，pre-post デザインでは，治療の効果と平均への回帰の影響を切り離して評価することはできません．したがって，pre-post デザインを適用して治療効果が検出されたといっても，その効果は平均への回帰の影響による「見せかけの効果」にすぎなかったかも知れないのです．次章で紹介しますが，対照群を設定して2群ランダム化比較試験を実施しなければ平均への回

---

[2] Galton, F. (1886). Regression towards mediocrity in hereditary stature. The Journal of the Anthropological Institute of Great Britain and Ireland 15: 246-263.

帰の影響を切り離すことができず，真の治療効果は評価できません．

2.2 平均への回帰の調整

対照群を設定する 2 群ランダム化比較試験を実施しないかぎり，治療効果と平均への回帰の影響を切りはなすことができず，真の治療効果は評価できません．それにもかかわらず，医療分野の研究では対照群設定なしの pre-post デザインによる研究があとを絶ちません．そのため本節では，平均への回帰の影響をある程度調整して治療効果を評価する方法を紹介します．

2.2.1 $\bar{Y} - \bar{X}$ のバイアス

データが pre-post デザインから得られたとして，post と pre データの平均値の差の期待値を計算します．

いま (X_i, Y_i) を i 番目の個体の pre データと post データの組とし，(X_i, Y_i) が平均 (μ_X, μ_Y)，分散 (σ_X^2, σ_Y^2)，相関係数 ρ の 2 次元正規分布に従う確率変数とし，さらに $(X_1, Y_1), (X_2, Y_2), \ldots, (X_n, Y_n)$ は互いに独立であるとします．このとき，$X_i = x_i$ given の時の Y の条件付期待値は

$$E(Y_i | X_i = x_i) = \mu_Y + \beta(x_i - \mu_X), \qquad (\beta = \rho \frac{\sigma_Y}{\sigma_X})$$

で与えられます．この式から，次が導かれます．

$$E(\bar{Y} - \bar{X} \mid X_i = x_i, i = 1, 2, \ldots, n) = \delta + (\beta - 1)(\bar{x} - \mu_X), \quad (2.1)$$

ただし $\delta = \mu_Y - \mu_x$ は真の治療効果を表します．

(2.1) 式は，post 治療時と pre 治療時の平均の差 $\bar{Y} - \bar{X}$ は治療効果 δ と $(\beta - 1)(\bar{x} - \mu_X)$ の和で表されることを示しています．知りたいのは治療効果 δ ですから，差 $\bar{Y} - \bar{X}$ で治療効果を推定すると $(\beta - 1)(\bar{x} - \mu_X)$ だけ余分のものが加わってきます．これを δ を $\bar{Y} - \bar{X}$ で推定するときの**バイアス** (bias) といいます．平均への回帰の影響によって生じたバイアスです．

上の演習では，$x_1, x_2, \ldots, x_n$ は pre 治療時の sBP を表します．pre 治療

の対象者は高血圧者が選択されているので，$\bar{x} > \mu$ が成り立ちます．また，$\sigma_Y = \sigma_X$ と考えることができます．よって $-1 < \beta = \rho < 1$ です．これらのことからバイアスは負の値をとることが分かります．$\delta < 0$ のとき，治療効果ありと判定されるので，負のバイアスがあるということは，$\bar{Y} - \bar{X}$ で治療効果を評価するとバイアスによって増幅された治療効果が評価されます．いいかえれば治療効果が検出されても，その効果は見せかけの効果であった，ということになりかねません．

2.2.2 平均への回帰の調整法

このバイアスを調整すれば真の治療効果が推定できるので $\bar{Y} - \bar{X}$ の代わりに

$$\hat{\delta} = \bar{Y} - \bar{X} + (1 - \hat{\beta})(\bar{x} - \mu_X) \tag{2.2}$$

を利用して δ の推定を行います．ここに $\hat{\beta}$ は Y の X の上への回帰係数の推定値，すなわち

$$\hat{\beta} = \frac{\sum_{i=1}^{n}(x_i - \bar{x})(y_i - \bar{y})}{\sum_{i=1}^{n}(x_i - \bar{x})^2}$$

です．μ_X は既知の定数としています．$X_i = x_i$ が given という条件の下で $\hat{\delta}$ の期待値は，次式で与えられ $\hat{\delta}$ が δ の不偏推定量であることが分かります．[3)]

$$E(\hat{\delta}) = \delta.$$

さらに，$\hat{\delta}$ の分散の推定値は次式で与えられます．

$$\hat{V}(\hat{\delta}) = \left(\frac{1}{n} + \frac{(\bar{x} - \mu_X)^2}{\sum_{i=1}^{n}(x_i - \bar{x})^2}\right)\hat{\sigma}_Y^2, \tag{2.3}$$

ただし

$$\hat{\sigma}_Y^2 = \frac{1}{n-1}\sum_{i=1}^{n}(y_i - \bar{y})^2.$$

[3)] 期待値をとると δ になる推定量を不偏推定量といいます．『バイオ統計の基礎』（バイオ統計シリーズ第 1 巻）p.110 参照．

治療効果の検定

帰無仮説 $H_0: \delta = 0$ を対立仮説 $H_1: \delta \neq 0$ に対比させる検定の p 値は，(2.2) 式にデータから算出した値を代入した時の $\hat{\delta}$ の値を δ_0 とおくとき近似的に，次のように与えられます．

$$p \text{ 値} = 2 \times Pr(\hat{\delta} > |\delta_0|) = 2\left(1 - \Phi(\frac{\delta_0}{\sqrt{\hat{V}(\hat{\delta})}})\right),$$

ただし，$\Phi(x)$ は標準正規分布の分布関数です．

調整推定量の別の表現

(2.2) 式で与えられた調整推定量 $\hat{\delta}$ は，回帰モデル

$$y_i - x_i = \alpha_0 + \alpha_1 x_i + \epsilon \tag{2.4}$$

をデータに当てはめて推定した α_0, α_1 の推定量を $\hat{\alpha}_0, \hat{\alpha}_1$ とするとき

$$\hat{\delta} = \hat{\alpha}_0 + \hat{\alpha}_1 \mu_X \tag{2.5}$$

と表すこともできます．

統計ソフト R や SAS などが使える場合，オプションとして回帰係数推定量の分散共分散行列を求めておけば，$\hat{\delta}$ の分散は関係式

$$V(\hat{\delta}) = V(\hat{\alpha}_0) + \mu_X^2 V(\hat{\alpha}_1) + 2\mu_X Cov(\hat{\alpha}_0, \hat{\alpha}_1)$$

を利用して推定することができます．これが推定量を (2.5) 式で表現しなおした利点です．

μ_X を既知としているのが，この調整法の難点です．μ_X が未知の場合，他の研究で得られた値を代用します．例えば，上の例ではメタボ検診で得られた 65 歳以上男性の sBP の平均値 122.5 を代用して $\mu_X = 122.5$ と定めることができます．

演習 2.3（演習 2.2 のつづき） 演習 2.2 で作成したデータについて，平均への回帰の影響を調整して，pre 治療時と post 治療時の sBP の間に有意差があるかどうか検定しなさい．

解説 演習 2.2 で作成したデータについて Y (post 治療時の sBP) の X (pre 治療時の sBP) 上への単回帰分析を行うと,回帰係数の推定値 $\hat{\beta} = 0.516$ が得られました.また,pre および post 治療時の sBP の平均値,および分散はそれぞれ $\bar{x} = 155.974, S_X^2 = 27.642; \bar{y} = 121.175, S_Y^2 = 223.433$ でした. μ_X は,メタボ検診で得られた 65 歳以上男性の sBP の平均値 122.5 を代用することにします.(2.2) 式より,データから算出した $\hat{\delta}$ の値 δ_0 は

$$\delta_0 = (121.175 - 155.974) + (1 - 0.516) \times (155.974 - 122.5) = -18.598.$$

(2.3) 式より $\hat{\delta}$ の分散の推定値は

$$\hat{V}(\hat{\delta}) = \left(\frac{1}{51} + \frac{(155.974 - 122.5)^2}{50 \times 27.642} \right) \times 223.433 = 185.525.$$

よって,帰無仮説 $\delta = 0$ に両側対立仮説 $|\delta| \neq 0$ を対比する検定の p 値は

$$\frac{\delta_0}{\sqrt{\hat{V}(\hat{\delta})}} = \frac{-18.598}{\sqrt{185.525}} = -1.365$$

より

$$p \text{ 値} = Pr(|Z| > 1.365) = 2 \times (1 - \Phi(1.365)) = 0.172$$

となります.演習 2.2 で,平均への回帰の調整を行わないで検定した結果は有意 ($p < 0.0001$) でした.しかし,このように平均への回帰の影響を調整すると治療効果は有意でない ($p = 0.172$) ことが示されます.この演習問題では治療は全く行っていませんから,この調整が妥当な結果を導いていることが分かります.

2.3 課題 2.1 の解析

課題 2.1 のデータは平均への回帰の影響を受けている可能性があります.本節では,平均への回帰を調整して課題 2.1 を解析する方法を紹介します.解析の準備段階として,まずデータの吟味を行います.

2.3.1 データの吟味

$bpH4$ と $apH4$ は,24 時間中 pH が 4 未満であった時間の割合 ×100 です.

第2章 平均への回帰

図 2.1 に，$bpH4$ と $apH4$ のヒストグラムを図示しました．両者ともに単峰性の分布からは程遠い分布に従って分布している様子が分かります．一般に割合で与えられるデータは正規分布に従うことが期待できません．

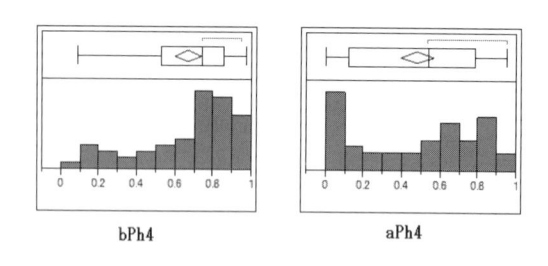

図 2.1 $bpH4$ と $apH4$ のヒストグラム

割合で与えられるデータは，次のようにロジスティック変換すると，変換された $logitbpH4$, $logitapH4$ は正規分布に近い分布に従うことが期待できます．

$$logitbpH4 = log_e \frac{bpH4}{100 - bpH4}, \qquad logitapH4 = log_e \frac{apH4}{100 - apH4}$$

なお，id48 の $bpH4$, $apH4$ および id45 の $apH4$ の値は 0 です．このとき，この変換は都合が悪いので，0 を十分小さな値におき替えて変換を適用することにします．おき替える値は何でもよいのですが，ここでは症例数が 63 であることから $1/63 \approx 0.02$ におき替えておいて変換を適用しました．

注意 2.2 $pH4$ は 0 と 100 の間の数値で与えられています．上のように変換すると logitpH4 の値は $-\infty$ から ∞ の間に分布します．しかし，$pH4$ の大きさの順序は変換しても変わりません．

図 2.2 に，$logitbpH4$ と $logitapH4$ のヒストグラムを図示しました．図より，両者とも単峰性の分布に従うことが示唆されます．これらは，かなり歪んだ分布で異常値も目につきますが，この段階でデータが正規分布に従うと

2.3 課題 2.1 の解析　31

仮定できるかどうか吟味する必要はありません．ピロリ菌がいる/いない，などによっていくつかの（正規）分布が混じっていると考えられるからです．

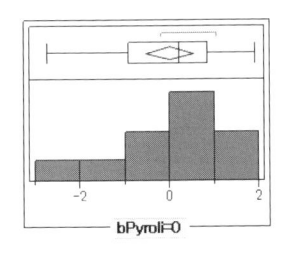

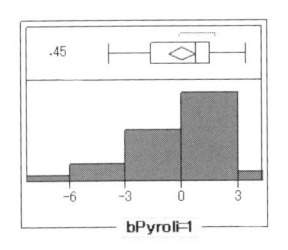

図 **2.2**　$logitbpH4$ と $logitapH4$ のヒストグラム

2.3.2　平均への回帰の吟味

パラレルプロット

図 2.3 に層 $aPyroli = 1$ と $aPyroli = 0$ の各層における $logitbpH4$ と $logitapH4$ の対応関係を示す図を与えました．この図を**パラレルプロット**といいます．図は，$logitbpH4$ の値が極めて大きいデータと小さいいくつかのデータに平均への回帰が見られることを示しています．

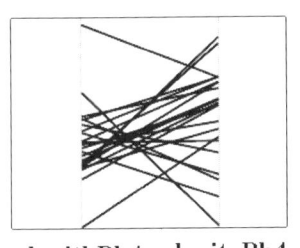

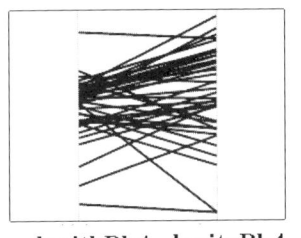

図 **2.3**　パラレルプロット

32　第2章　平均への回帰

表 2.2　データの様相

	術前 ピロリ菌あり $logitbpH4$	術前 ピロリ菌なし $logitbpH4$	術後 ピロリ菌あり $logitapH4$	術後 ピロリ菌なし $logitapH4$
n	23	40	29	34
平均	1.843	−0.212	0.730	−1.962
標準偏差	2.220	2.220	2.219	2.222
平均の差の p 値*	$p = 0.0008$		$p < 0.0001$	

* ウィルコクソンの順位和検定

要約統計量の比較

$logitbpH4$ と $logitapH4$ の要約計量を術前，術後のピロリ菌あり，なしで層別して表 2.2 に与えました．表より，次のことが分かります．

- 術前，術後のいずれにおいても，ピロリ菌が存在する患者は存在しない患者より有意に胃の酸度が高い．
- ピロリ菌あり，なしで層別しないときの患者全体の $logitbpH4$ の平均値は $\overline{logitbpH4} = 0.538$ で与えられる．この値と表 2.2 の対応する値を比較すると，ピロリ菌ありの場合の平均値はこの平均値よりも大きく，ピロリ菌なしの場合の $logitbpH4$ の平均値はこの平均値より小さい．つまり，ピロリ菌あり，なしで患者を層別することは胃の酸度が低い患者と高い患者を選択的に分けていること，したがって平均への回帰の影響を受けている可能性が強いことを示唆します．

以上から示唆される様に，課題 2.1 のデータは平均への回帰の影響を受けている可能性が高そうです．以下では，課題 2.1 のデータについて平均への回帰の影響を調整する相違する三つの方法を紹介します．第一の方法は，2.2.2 節で述べた調整法です．第二の方法は，術前，術後ともにピロリ菌が存在する，あるいは存在しない患者を対象にして胃の酸度の比較を行う方法です．データの選択をピロリ菌の存在が生み出しているのことから，術前，術後を通してピロリ菌が存在する（存在しない）患者に対象をしぼって解析することによって，平均への回帰の影響を最小化しようという考えです．第三の方

法は重回帰モデルによって平均への回帰を調整する方法です．

2.3.3 平均への回帰の影響調整：第一の方法

術後のピロリ菌あり，なしは手術の結果に影響しないだろうと考えて術前ピロリ菌ありの患者となしの患者に層別して，各層で (2.4) 式の回帰モデルを当てはめて解析し (2.5) 式を利用して調整します．

ピロリ菌ありの層となしの層で (2.4) 式を当てはめて行った回帰分析の結果を表 2.4 に与えました．表より，術前ピロリ菌ありの場合の回帰係数の推定値は $\alpha_0 = -1.401$, $\alpha_1 = -0.419$, 術前ピロリ菌なしの場合は $\alpha_0 = 1.205$, $\alpha_1 = -1.121$ であることが分かります．μ_X の値は層別を行う前の $logitbpH4$ の平均値を利用することにします，すなわち $\mu_X = 0.538$ とします．これらの値を (2.5) 式に代入すると，平均への回帰の影響を調整した $\delta = logitapH4 - logitbpH4$ の推定値は，次で与えられます．

$$\hat{\delta} = \begin{cases} -1.626 & \text{術前ピロリ菌あり} \\ 0.601 & \text{術前ピロリ菌なし} \end{cases}$$

また，$\hat{\delta}$ の分散は術前ピロリ菌ありとなしの場合に，(2.3) 式よりそれぞれ $\hat{V}(\hat{\delta}) = 0.141, 0.166$ となります．したがって，帰無仮説 $H_0: \delta = 0$ を $H_1: \delta \neq 0$ 対比する検定の検定統計量の値はそれぞれ

$$Z = \frac{-1.626}{\sqrt{0.141}} = -4.330\,(\text{術前ピロリ菌あり}),$$
$$Z = \frac{0.601}{\sqrt{0.166}} = 1.475\,(\text{術前ピロリ菌なし})$$

となり，p 値は次のように算出されます．

$$p = \begin{cases} < 0.0001 & \text{術前ピロリ菌あり} \\ 0.14 & \text{術前ピロリ菌なし} \end{cases}$$

第一の調整法適用のまとめ　術後の胃の酸度の低下について，術前に胃内にピロリ菌が存在する患者については術後の酸度は術前に比べ有意に低下する ($p < 0.0001$)．これに対して術前に胃内にピロリ菌が存在しない患者は術後

の酸度が術前に比べて低下するというエビデンスは課題 2.1 のデータからは得られなかった ($p = 0.14$).

調整しなかった場合の結果

参考のため，平均への回帰を調整しなかった場合，つまり通常の解析を行った場合の結果を紹介しておきます．通常の解析は，術前ピロリ菌あり，なしの各層で対応がある t 検定，あるいは Wilcoxon の符号付き順位検定を行います．対応がある t 検定の結果は次の通りでした．

ピロリ菌ありの場合; $p = 0.037$,　　ピロリ菌なしの場合; $p = 0.001$.

また，$logitapH4$ - $logitbpH4$ は両者とも負でした．したがって「有意水準を 5%とするとき，ピロリ菌あり，なしにかかわらず術後の酸度は術前の酸度よりも有意に低下する」と結論されます．平均への回帰を調整した場合と調整しなかった場合でピロリ菌が存在しなかった場合の結果が変わったことに注意してください．

2.3.4　平均への回帰の影響調整：第二の方法

表 2.2 は，ピロリ菌ありの場合の $logitbpH4$ の平均値が 1.843，ピロリ菌なしの場合の平均値が -0.212 であることを示しています．つまり，術前の胃の酸度が高い患者と低い患者がピロリ菌が存在するか，しないかで選択されていると考えることができます．もしそうなら，術前，術後を通してピロリ菌が存在する（存在しない）患者に対象をしぼって解析すれば平均への回帰の影響を避けることができます．術前，術後ともにピロリ菌が存在する患者を G1 グループ，術前，術後ともにピロリ菌が存在しない患者を G0 グループとよぶことにします．各グループに対象をしぼれば，同一の患者の酸度の術前，術後の比較ですから患者の年齢や性別は無視でき，術前と術後の酸度は対応がある一対のデータと考えることができます．

したがって，各グループ内の比較には対応がある t 検定，あるいはウィルコクソンの符号付順位検定が適用できます．ここでは，ウィルコクソンの符号付順位検定を適用しました．結論を次のようにまとめました．この結論は，

第一の調整法の結論と同じです．

第二の調整法適用のまとめ

術前および術後に胃内にピロリ菌が存在する患者については術後の酸度は術前に比べ有意に低下する ($p = 0.0005$)．これに対して術前に胃内にピロリ菌が存在しない患者は術後の酸度が術前に比べて低下するというエビデンスは課題 2.1 のデータからは得られなかった ($p = 0.10$)．

2.3.5　平均への回帰の影響調整：第三の方法

第三の方法は重回帰モデルを用いて調整する方法です．課題 2.1 のポイントは，次の通りです．

- 知りたいのは術後の酸度が術前に比べて変化したかである．
- この変化に影響を与える可能性がある要因として，$logitbpH4$，術前, 術後のピロリ菌の有無，年齢，性別が考えられる．

説明変数の絞り込み

まず，$logitbpH4$，術前, 術後のピロリ菌の有無, 年齢, 性別 および $logitbpH4$ とピロリ菌との交互作用項の中で目的変数と有意にかかわっていない項を除外することにします．他の章では，単回帰分析を行ってその p 値を吟味して説明変数を除外しましたが，ステップワイズ法を適用して絞り込むことも可能です．ここでは重回帰分析のステップワイズ法を利用して絞り込みを行います．

(2.4) 式で与えた回帰モデルを参考にして
　　　目的変数: $logitapH4 - logitbpH4$,
　　　説明変数: $logitbpH4$, $bPyroli$, $aPyroli$, 年齢, 性別,
　　　　　　　　$logitbpH4 * bPyroli$, $logitbpH4 * aPyroli$

とする重回帰モデルを考え，統計ソフト JMP のステップワイズ法 (停止ルール「最少 BIC」，方向「変数増加」，ルール「組合せ」) を用いて重回帰分析を行い説明変数を絞り込みます．ポイントは，説明変数に $logitbpH4$ を加えていることです．絞り込みの手順は以下の通りです．

- 課題 2.1 データを JMP のデータシートにインポートして，図 2.4 のように [列の新規作成] および [列プロパティ] のメニューの中の [計算式] を利用してデータをロジスティック変換し，データシートに logitapH4-logitbpH4 の新しい列を作っておく．

図 **2.4** JMP のデータシート

- メニューから [分析 (A)] を選択し，さらに [モデルのあてはめ] を選択して [OK] をクリックする．

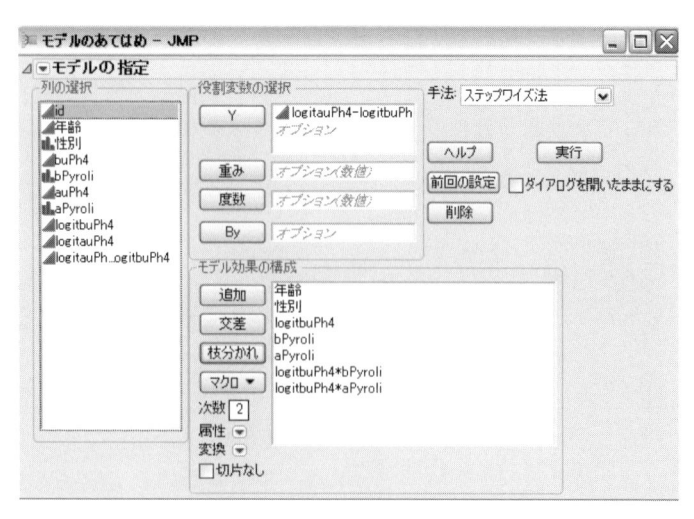

図 **2.5** [モデルのあてはめ] 画面

2.3 課題 2.1 の解析　37

- 図 2.5 の画面が出るので，目的変数 (Y) と説明変数 (X) を入力し，手法をステップワイズとしておいて [OK] をクリックすると図 2.6 の画面が出る．

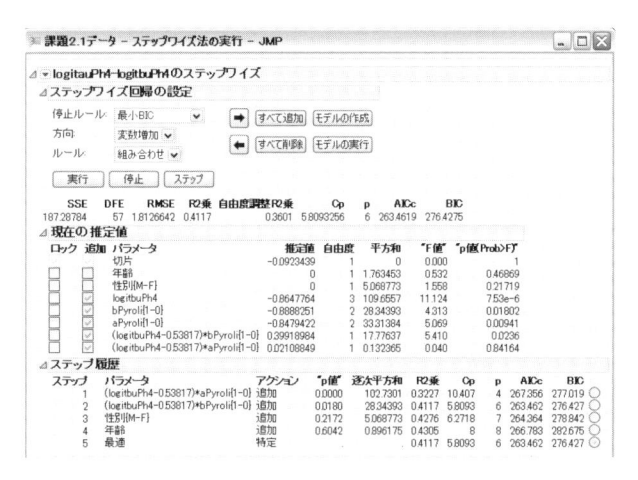

図 **2.6**　ステップワイズ回帰

- 左端の [実行] をクリックするとステップワイズ変数選択が実行され，図 2.6 の画面に見られる様に変数選択の結果残った説明変数にチェックがつく．そこで右上部にある [モデルの実行] をクリックする．
- 計算結果がアウトプットされる（図 2.7）．

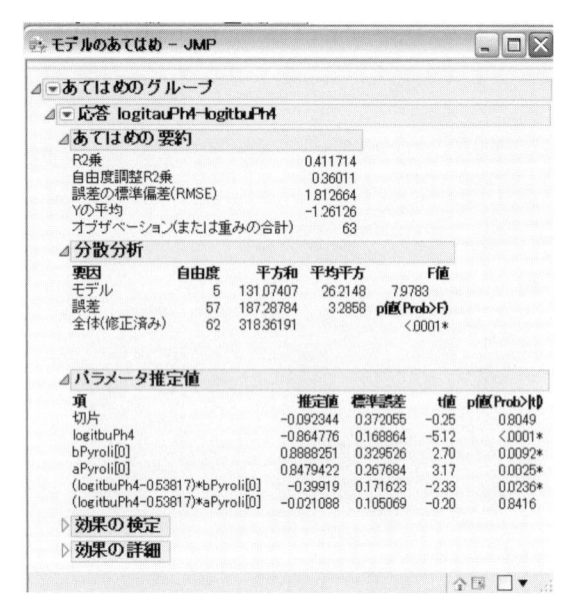

図 2.7 結果のアウトプット

次のステップへの考察

ステップワイズ法で選択された変数について，回帰係数の推定値，および p 値を表 2.3 に与えました．表より，年齢，性別は選択されなかったことが分かります．また，$logitbpH4 * aPyroli$ は選択されたものの有意でない ($p = 0.846$)) ことが分かります．これらの変数は次の解析では無視します．しかし，$logitbpH4 * bPyroli$ は有意 ($p = 0.023$) です．このようなときは，1章で解説したように $bPyroli$ で層別して解析すると有益な結果が得られます．

表 2.3 JMP 重回帰分析（ステップワイズ法）の結果

パラメータ	推定値	SE	p 値
Intercept	-0.092	0.372	0.805
$logitbpH4$	-0.865	0.169	< 0.0001
$bPyroli[0]$	0.889	0.330	0.092
$aPyroli[0]$	0.878	0.268	0.003
$(logitbpH4 - 0.538) * bPyroli$	-0.399	0.172	0.024
$(logitbpH4 - 0.540) * aPyroli$	-0.021	0.105	0.842

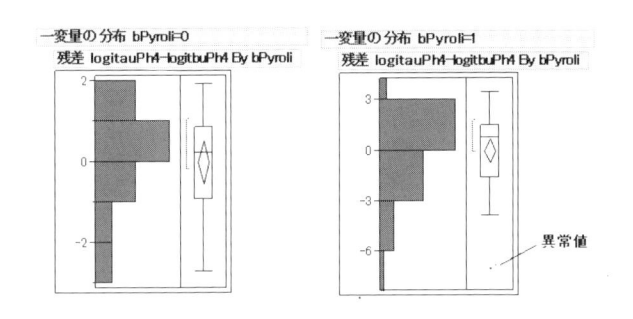

図 2.8 単回帰モデルを当てはめた時の残差のヒストグラム

層別単回帰分析

目的変数を $logitapH4 - logitbpH4$, 説明変数を $logitbpH4$ として術前ピロリ菌 ($bPyroli$) のあり, なしで層別して単回帰分析することにします. この回帰分析は第一の方法で (2.4) 式の回帰モデルを当てはめる部分と一致します. ここでは若干詳しく説明します.

層別されたデータの吟味

データにこの単回帰モデルを当てはめたときの残差のヒストグラムを図 2.8 に与えました. この図から術前ピロリ菌ありの層 ($bPyroli = 1$) で id.45 が異常値を与えていることが分かります. この id.45 は, $apH4 = 0$ であったため上で $apH4 = 0.02$ におき替えた個体です. この異常値を除外して解析します.

層別単回帰分析の結果

異常値を除いて層ごとに単回帰分析した結果を表 2.4 に与えました. 表より推定された回帰直線は

術前ピロリ菌あり：$logitapH4 - logitbpH4 = -1.401 - 0.419 logitbpH4$

術前ピロリ菌なし：$logitapH4 - logitbpH4 = 1.205 - 1.121 logitbpH4$

で与えられます. さらに, 表 2.4 より次のこともわかります.

- 術前 $logitpH4$ の値が大きい患者ほど術前ピロリ菌あり, なしにかかわら

表 2.4 層別回帰分析の結果

パラメータ	術前ピロリ菌あり $R^2 = 0.25, n = 39$ 推定値　SE　p 値	術前ピロリ菌なし $R^2 = 0.57, n = 23$ 推定値　SE　p 値
Intercept	-1.401　0.310　<0.0001	1.205　0.472　0.019
$logitbpH4$	-0.419　0.118　<0.001	-1.121　0.213　<0.0001

ず，術後の $logitpH4$ は術前の $logitpH4$ の値より有意に低い（$p < 0.001$ および $p < 0.0001$）．
- 術前 $logitpH4$ の影響の強さは「術前ピロリ菌あり」の場合に比べて「術前ピロリ菌なし」の場合が 3 倍ほど大きい．
- 術前ピロリ菌ありの層では切片 (intercept) の値が有意に負の値をとっているのに対して ($p < 0.0001$)，術前ピロリ菌なしの層では有意に正の値をとっている ($p = 0.02$)．

この様な複雑な状況から課題 2.1 の設問「手術の前後で胃の酸度は低下したのか」に答えるには図を描いて見ることが有効です．

図を描きます．上の単回帰式はロジスティック変換した $bpH4$ および $apH4$ を用いて記述されています．関連性を直線の式で表示するための統計学の工夫ですが，これらの式を元の記号を使って書き直します．上の単回帰式は一般的に

$$\log\Bigl(\frac{apH4}{100-apH4} - \frac{bpH4}{100-bpH4}\Bigr) = \alpha + \beta \log\Bigl(\frac{bpH4}{100-bpH4}\Bigr)$$

と表されます．この式を変形すると，次式が得られます．

$$apH4 = \frac{100e^{\alpha}(bpH4/(100-bpH4))^{1+\beta}}{1+e^{\alpha}(bpH4/(100-bpH4))^{1+\beta}}.$$

この式から術前，術後の胃の酸度の差は

$$apH4 - bpH4 = bpH4 \times \left(e^{\alpha}\Bigl(\frac{bpH4}{100-bpH4}\Bigr)^{\beta} - 1\right)\Big/$$

2.3 課題 2.1 の解析　　41

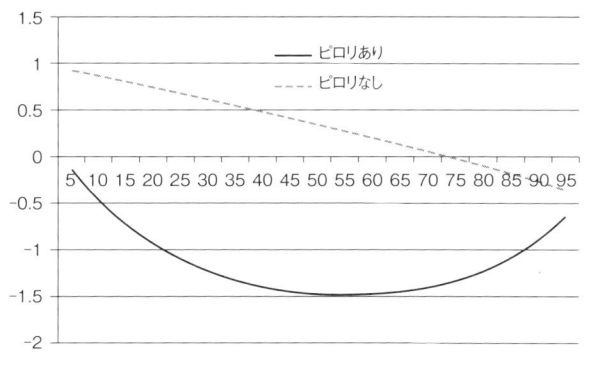

図 **2.9**　(2.6) 式の可視化

$$\left(1 + 100e^{\alpha}\left(\frac{bpH4}{100 - bpH4}\right)^{\beta+1}\right) \quad (2.6)$$

で表されます．

　図 2.9 に，横軸を術前酸度 (bpH4)，縦軸を apH4-bpH4 にとり (2.6) で与えられる関係式を，術前ピロリ菌がある場合とない場合に分けて描きました．図より術前にピロリ菌がいる患者の場合，ほぼ全域で（詳しくは 100>bpH4>0.03 の範囲で）apH4-bpH4<0，すなわち，術後の胃の酸度は術前の酸度よりも低下していることが分かります．他方，術前にピロリ菌がいない患者の場合は 0 <bpH4< 74.6 の広い範囲で apH4-bpH4>0 でした．また，74.6 ≤bpH4< 1.00 の範囲では apH4-bpH4>0 でした．つまり，術前にピロリ菌がいない患者の場合，術前の胃の酸度が強い患者は術後の胃の酸度は術前の酸度よりも低下していますが，その他の広い bpH4 の範囲では逆に術後の胃の酸度の方が術前の酸度よりも高いことが分かります．

2.3.6　課題 2.1 データの解析のまとめ

　課題 2.1 データの解析について，平均への回帰を調整する三つの方法を紹介しました．第一の方法は平均への回帰の結果生じるバイアスを補正する方法でした．この方法は母集団平均 μ_X を既知としたところに問題があります．

しかし，課題 2.1 のようなデータの場合 μ_X の推定値が得られるのでこの推定値を代用したり，他のソースから得た値を代入したりしてこの方法を使うことができます．第二の方法は，データの選択に関連した変数で層別する方法です．個々の問題に応じてそのような変数を把握すればうまく使えます．第一の方法は，術後ピロリ菌の影響はないと見なして術前のピロリ菌あり，なしで層別しました．これに対して第二の方法は，術前，術後にピロリ菌が共に存在するグループと共に存在しないグループの二つの層に層別することによって間接的に術前の $logitbpH4$ を調整し，平均への回帰の影響を避けました．

これら二つの方法に対して，第三の方法は目的変数は，第一，第二の方法と同じく術後と術前の差としましたが，説明変数に術前の $logitbpH4$ を加えることによって層別を行うことなくデータの選択の影響を調整する方法です．この方法は，術前，術後のピロリ菌の存在のみならず年齢，性別などの他の共変量も考慮できる優れた方法ですが，結果の解釈が若干難しいのが難点です．

なお，課題 2.1 の解析にこれら三つの異なる方法を適用して得られた結果は，本質的に同じでした．

第 2 章の要点

- pre-post デザインで無視されがちな平均への回帰について解説した．
- 対照群を設定しない pre-post デザインはできれば避けるべきです．
- 対照群を設定しない pre-post デザインをやむなく採用した場合，得られたデータを，対応がある一対のデータとみなして対応がある t 検定，あるいはウイルコクスンの符号付順位検定を適用して検定を行うと誤った結論を導く可能性が高い．
- pre-post デザインに基づいて研究を行う場合，平均への回帰の影響を調整する三つの方法を紹介しました．第一の方法は母集団全体の平均 μ_X を既知としているので，他の研究から得られた推定値が利用できない場合は利

用することができません．第二の方法は，データの選択に関連している要因を把握し，その要因で層別して解析する方法です．研究によっては，このような工夫を行うことによって平均への回帰の影響を避けることができることを示しました．第三の方法は，重回帰モデルを用いて調整する方法です．レベルが高い方法ですが，バイオ統計学のプロには好まれる方法であると思います．
- 割合で与えられたデータはロジスティック変換すると正規分布で近似できる可能性が高い．

本章で使用した統計技法，およびその参照文献は以下の通りです．

- pre-post デザインの解析：『臨床試験のデザインと解析』（角間・服部 共著，バイオ統計シリーズ第 2 巻），pp.99〜132．
- 回帰分析：『バイオ統計の基礎』（柳川・荒木 共著，バイオ統計シリーズ第 1 巻），pp.191〜233．
- 対応がある t 検定：『バイオ統計の基礎』（柳川・荒木 共著，本バイオ統計シリーズ第 1 巻），pp.168〜170．
- ウイルコクスンの符号付順位検定：『バイオ統計の基礎』（柳川・荒木 共著，バイオ統計シリーズ第 1 巻），pp.170〜171．

[1] Mori Naoki, Fujita Hiromasa, Sueyoshi Susumu, Aoyama Yoshiko, Yanagawa Takashi and Shirouzu Kazuo: Helicobaster pylori infection influence the acidity in the gastric tube as an esophageal substitute after esophangectomy, *Disease of the Esophangus*, 20, 333-340, 2007.

第3章　対照群をもつ経時データの解析

> **課題 3.1**
>
> 消化管ホルモンの断片ペプチド YY3-36 (PYY) を正常体重の被験者に投与すると，視床下部で食欲を調節して摂食量を減少させることが知られています．［課題 3.1 データ.xls］は，PYY の血中濃度 (pmol/L) を食事前，および食後 1，2，3 時間に測定したデータです．同一の被験者について薬剤を服用しないときと服用したときの 2 回測定が行われています．薬剤の服用は PYY の血中濃度を高めただろうか？
>
> 　　　　　（データの提供：久留米大学医学部内科　田尻　祐司　先生）

　前章で，対照群を設定しない pre-post デザインでは平均の回帰の影響と治療効果が切り離せず治療効果の正しい評価を行うことが難しいことを学びました．これに対して，課題 3.1 の研究では，同一の被験者に対して薬剤服用と服用しない場合に血中濃度を測定し，両者を比較することによって年齢，性別など被験者の個体差が評価結果に影響を与えないように工夫されており，さらに食前の血中濃度を測定することによって食後の薬剤効果を食前の血中濃度で調整して評価することをねらった手の込んだデザインで研究が行われています．このような研究デザインから得られるデータを**対応がある経時データ**といいます．本章では，対応がある経時データの解析について考えます．

3.1　なぜこのような手が込んだデザインが必要なのか

　まず医学研究において，なぜこのような手が込んだデザインが必要なのか説明します．図 3.1 を見てください．この図は，課題 3.1 データ.xls のデータ

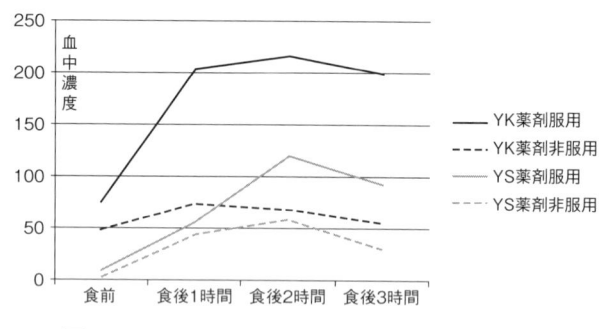

図 3.1 YK さんと YS さんのデータのプロット

シートから代表選手として id.YK と id.YS の二人の被験者を任意に選び，横軸に時間，縦軸にペプチド PYY の血中濃度をプロットした図です．図から，次のことが分かります．

- 食前の YK さんの二つの測定値と YS さんの二つの測定値，つまり食前の 4 個の測定値を見てみましょう．課題 3.1 では，薬剤服用と非服用の差，つまり図の実線と点線の差が問われているのですが，これら 4 個の測定値は薬剤服用と非服用の差よりも YK さんと YS さんの個体差の方が大きいことを示しています．このことから，個体差を調整しなければ，薬剤服用と非服用の差は個体差という大きな波に飲み込まれてしまい見えなくなる可能性があることが示唆されます．
- 薬剤を服用した時の YK さんと YS さんの血中濃度（実線）を見てみましょう．YK さんの食前の血中濃度が YS さんの血中濃度より高く，両者の食後の血中濃度は変化していますが両者の差は食前の血中濃度の差がほぼ持続していること，つまり食前の血中濃度が高いと食後の血中濃度も高いことが分かります．つまり，各被験者の経時的反応を比較するには食事前の値で調整しておく必要があることが示唆されます．

以上のことから，被験者の個体差および経時データにおよぼす初期値の影響の二つを調整して比較しなければ，比較可能性を担保することが難しいことが分かります．それ故，医学の研究ではこれら二つの影響を調整する目的で，

表 3.1 時点間の相関：薬剤投与群

	食前	食後 1 時間	食後 2 時間後	食後 3 時間
食前	1	0.82	0.65	0.77
食後 1 時間		1	0.82	0.78
食後 2 時間後			1	0.93
食後 3 時間				1

しばしば課題 3.1 のような手が込んだデザインで研究が実施されます．

通常の分散分析は適用できない

 一般に，経時データは時点間で独立ではありません．表 3.1 に，課題 3.1 データについて，薬剤服用の場合のデータについて，食前，食後 1 時間，食後 2 時間後，食後 3 時間の相関行列を与えました．表より食前と食事 1 時間後の血中濃度の間には 0.82 の相関があることが分かります．また，他の時点間にも強い相関があることが分かります．

 薬剤（服用，非服用）と時点（食前，食後 1 時間，食後 2 時間後，食後 3 時間）の 2 要因の解析に，分散分析が適用される事例を散見しますが，分散分析は課題 3.1 データのように時点間に正（負）の相関がある場合，適用すべきではありません．過少（過大）の p 値が算出され，誤った結果を導く可能性が強いからです．経時データの特徴をとらえたモデルを立てて解析する必要があります．本章では，二つの解析方法を紹介します．

 第一の解析法は，個体差を消すために各時点で 20 人の被験者それぞれについて服用と非服用の場合の血中濃度の差を求めておき，時点間の相関を調整した上で，この差を回帰モデルで解析する方法です．第二の解析法は，差ではなく血中濃度そのものに対して個体差と時点間の相関を調整して解析する方法です．

3.2 第一の解析法

3.2.1 モデルの構築

 i 番目の被験者の時点 k における非服用と服用のときの血中濃度を，それ

それ X_{i0k}, X_{i1k} と書き，X_{i0k} と X_{i1k} を，次のようにモデル化します．ただし $k=0$（食前），$k=1$（食後1時間），$k=2$（食後2時間），$k=3$（食後3時間）です．

$$\text{非服用：} X_{i0k} = U_i + \beta_1 x_{i00} + \gamma_{01} z_1 + \gamma_{02} z_2 + \epsilon_{i0k}, \tag{3.1}$$

$$\text{服用：} X_{11k} = U_i + \alpha + \beta_1 x_{i10} + \gamma_{11} z_1 + \gamma_{12} z_2 + \epsilon_{i1k}, \tag{3.2}$$

ここで，U_i は，被験者 i 固有の特性（年齢，性，重篤度など）を示します．α は，薬剤服用の効果を表すパラメータ，また z_1, z_2 は

$$(z_1, z_2) = \begin{cases} (0,0): & \text{食後1時間}(k=1) \\ (1,0): & \text{食後2時間}(k=2) \\ (0,1): & \text{食後3時間}(k=3) \end{cases}$$

と設定されたダミー変数，β_1 は食前の血中濃度が食後の血中濃度に与える影響の強さを表すパラメータ（薬剤服用，非服用で影響の強さを同一と仮定しています），γ_{01}, γ_{02}; γ_{11}, γ_{12} はそれぞれ非服用と服用の場合の血中濃度に与える時点 (z_1, z_2) の影響の強さを表すパラメータ，さらに ϵ は誤差を表します．

つまり，U_i を無視すると，上のモデルは，非服用と服用のそれぞれの場合に，被験者 i の食後1時間，2時間，3時間の血中濃度を「食前の血中濃度で調整」して表した通常の回帰モデルにほかなりません．

個体差を無視するためには，上のモデルから被験者 i の特性を表す U_i を消せばよいので，差 $X_{i1k} - X_{i0k}$ を考えることにします．この差 Y_{ik} は，次のように表されます．

$$Y_{ik} = \alpha + \beta_1 y_{i0} + \gamma_1 z_1 + \gamma_2 z_2 + e_{ik} \quad (i=1,2,\ldots,20; k=1,2,3), \tag{3.3}$$

ただし，$\gamma_1 = \gamma_{11} - \gamma_{01}$, $\gamma_2 = \gamma_{12} - \gamma_{02}$ です．このモデルは見かけ上目的変数を Y_{ik}, 説明変数を y_{i0}, z_1, z_2 とする重回帰モデルです．データに当てはめて $\alpha = 0$ vs. $\alpha \neq 0$ の検定をすれば「食前の血中濃度で調整し，かつ食後

表 3.2 食後 1,2,3 時間の差 Y の相関

	食後 1 時間	食後 2 時間	食後 3 時間
食後 1 時間	1	0.74	0.56
食後 2 時間		1	0.87
食後 3 時間			1

1,2,3 時間で調整した」服用効果あり ($\alpha \neq 0$),なし ($\alpha = 0$) の検定ができそうです.

しかしながら,何度も注意するように通常の回帰分析は適用できません.時点間に相関があるからです.

表 3.2 に $\{Y_{i1}: i = 1, 2, \ldots, 20\}$, $\{Y_{i2}: i = 1, 2, \ldots, 20\}$, $\{Y_{i3}: i = 1, 2, \ldots, 20\}$ の相関行列を与えました.時点間に大きな相関があることが分かります.例えば,表より食後 2 時間と 3 時間の間の相関係数の値は 0.87 です.

モデル (3.3) は,説明変数 y_{i0}, z_1, z_2 を given としたモデルです,いいかえればこれらの説明変数を定数とするモデルです.Y_{i1}, Y_{i2}, Y_{i3} の相関を誤差項 e_{i1}, e_{i2}, e_{i3} の相関として定式化します.ここが,通常の回帰分析のモデルと異なるところです.いま (e_{i1}, e_{i2}, e_{i3}) の分散共分散行列を,次のように表します.

$$R = V\begin{pmatrix} Y_{i1} \\ Y_{1i2} \\ Y_{i3} \end{pmatrix} = V\begin{pmatrix} \epsilon_{i1} \\ \epsilon_{i2} \\ \epsilon_{i3} \end{pmatrix} = \begin{pmatrix} \sigma_1^2 & \sigma_{12} & \sigma_{13} \\ \sigma_{12} & \sigma_2^2 & \sigma_{23} \\ \sigma_{13} & \sigma_{23} & \sigma_3^2 \end{pmatrix}$$

ここで,σ_1^2, σ_2^2, σ_3^2, σ_{12}, σ_{13}, σ_{23} は未知パラメータです.モデル (3.3) に基づいてデータを解析することは,これらの未知パラメータをデータから推定し,かつモデルの中のパラメータ α, β_1, γ_1, γ_2 に対して統計的推測を行うことになります.

3.2.2 解析法

医療の問題では,時点間の相関は隣接した 2 時点よりも 1 時点とんだ 2 時

点間の相関の方が小さいなどといった特徴を示す場合が，かなり多くあります．したがって，共分散行列 R の要素の推定を行うとき，R にいくつかの典型的な構造を仮定して R の要素を推定し，データに対するモデルの適合度を AIC（赤池情報量基準）などでチェックし，データに最も適合する構造の R を選択して α, β_1, γ_1, γ_2 に対する解析を行います．構造を仮定すれば推定すべき未知パラメータの個数を減らすことができ有利な推測を行うことができるからです．例えば，よく知られているように統計的検定では，推定すべき未知パラメータの個数を減らせば減らすほど，有意差がつきやすいのです．

よく仮定されるのは次の相関構造です．上から順に**独立モデル** (Variance Components model)，**無構造モデル** (Unstructured model)，**自己回帰モデル** (Autoregressive Order 1 model) とよばれます．相関行列に含まれる未知パラメータ数が上から順に 1, 6, 2 個であることに注意してください．統計ソフト SAS では，独立モデルは VC，無構造モデルは UN，自己回帰モデルは $AR(1)$ で表されます．

- 独立モデル：VC

$$R = \sigma^2 \begin{pmatrix} 1 & 0 & 0 \\ 0 & 1 & 0 \\ 0 & 0 & 1 \end{pmatrix}$$

- 無構造モデル：UN

$$R = \begin{pmatrix} \sigma_1^2 & \sigma_{12} & \sigma_{13} \\ \sigma_{12} & \sigma_2^2 & \sigma_{23} \\ \sigma_{13} & \sigma_{23} & \sigma_3^2 \end{pmatrix}$$

- 自己回帰モデル：$AR(1)$

$$R = \sigma^2 \begin{pmatrix} 1 & \rho & \rho^2 \\ \rho & 1 & \rho \\ \rho^2 & \rho & 1 \end{pmatrix}$$

3.2.3　課題 3.1 データの解析

統計ソフト SAS の PROC MIXED を使ってモデル (3.3) に基づいて課題

3.1 データの解析をします．解析の手順は以下の通りです．

- 本書のサポートページ (http://www.kindaikagaku.co.jp/support.htm) に準備された［課題 3.1 データ.xls］を使用する PC のデスクトップにインポートしておく．また，以下の SAS プログラムも［課題 3.1 の解析 (1).sas］の名前でサポートページに準備しているので併せてデスクトップにインポートしておく．
- SAS を立ち上げメニューの［ファイル］→［プログラムを開く］を選択し，デスクトップにおいた［課題 3.1 の解析 (1).sas］を開き，以下の SAS プログラムが画面に現れたことを確かめ実行する．

SAS プログラム

```
/*****************************************************
         対応がある経時データ　第一の解析
*****************************************************/
/*===============================
       データの読み込み
===============================*/
proc import out= work.dat
            datafile= "デスクトップ/課題 3.1 データ.xls"
            dbms=excel replace;
    sheet="data$";
    getnames=yes;
    mixed=yes;
    scantext=yes;
    usedate=yes;
    scantime=yes;
run;


proc print data=work.dat;
run;


/*===============================
       解析データの作成
===============================*/
data dat1;
set dat;
    dif0 = t0int-t0;
```

```
    dif1 = t1int-t1;
    dif2 = t2int-t2;
    dif3 = t3int-t3;
  t=1; y=dif1; output;
  t=2; y=dif2; output;
  t=3; y=dif3; output;
  keep id dif0 t y;
run;
```

注意 3.1 上のモデルの解説ではダミー変数 z_1, z_2 を用いましたが，SAS は上のようにデータを作成しておけば，ソフトの中でダミー変数を勝手に作って解析してくれます．アウトプットを注意深く読み取れば，SAS がダミー変数をどのように作ったのかが分かります．

注意 3.2 上のプログラムでは $difk = X_{i1k} - X_{i0k}$ $(k = 0, 1, 2, 3)$ とおいています．$dif0$ が (3.3) で与えたモデルの y_{i0} に対応することに注意してください．

```
/*=============================
        VC モデルによる解析
  =============================*/
proc mixed data=dat1;
class id t;
model y= dif0 t/s residual;
repeated /subject=id r rcorr;
title 'M1：R.type=VC';
run;


/*=============================
        UN モデルによる解析
  =============================*/
proc mixed data=dat1;
class id t;
model y= dif0 t/s residual;
repeated /subject=id type=un r rcorr;
title 'M2：R.type=UN';
run;


/*=============================
        AR(1) モデルによる解析
  =============================*/
proc mixed data=dat1;
class id t;
model y= dif0 t/s outp=res;
```

```
repeated /subject=id type=ar(1) r rcorr;
title 'M3：R.type=AR(1)';
```

run;

SAS アウトプット

[$R = VC$ の場合]

- AIC=614.2
- 推定 R 行列

$$R = \begin{pmatrix} 2326.31 & 0 & 0 \\ 0 & 2326.31 & 0 \\ 0 & 0 & 2326.31 \end{pmatrix}$$

- パラメータの推定

効果	t	推定値	標準誤差	自由度	t 値	Pr> $|t|$
Intercept		36.89	10.93	18	3.37	0.0034
dif0		1.26	0.29	18	4.28	0.0004
t	1	19.06	15.25	38	1.25	0.2192
t	2	12.13	15.25	38	0.79	0.4316
t	3	0				

$R = UN$ の場合

- AIC=588.2
- 推定 R 行列

$$R = \begin{pmatrix} 1815.56 & 1422.46 & 921.55 \\ 1422.46 & 2465.36 & 2168.41 \\ 921.55 & 2168.41 & 2814.28 \end{pmatrix}$$

- パラメータの推定

効果	t	推定値	標準誤差	自由度	t 値	Pr> $|t|$
Intercept		37.18	12.12	18	3.07	0.0066
dif0		1.21	0.41	18	2.97	0.0082
t	1	19.06	11.80	18	1.61	0.1239
t	2	12.13	6.87	18	1.77	0.0944
t	3	0				

$R = AR(1)$ の場合

- AIC=584.9

54   第 3 章 対照群をもつ経時データの解析

- 推定 R 行列

$$R = \begin{pmatrix} 2358.49 & 1765.77 & 1322.01 \\ 1765.77 & 2358.49 & 1765.77 \\ 1322.01 & 1765.77 & 2358.49 \end{pmatrix}$$

- パラメータの推定

効果	t	推定値	標準誤差	自由度	t 値	Pr> |t|
Intercept		36.81	11.21	18	3.29	0.0041
dif0		1.27	0.45	18	2.81	0.0115
t	1	19.06	10.18	38	1.87	0.069
t	2	12.13	7.70	38	1.57	0.1236
t	3	0				

3.2.4 結果の解釈

　考慮した三つの相関構造 VC, UN, AR(1) について AIC の値はアウトプットより，それぞれ 614.2，588.2，584.9 でした．AIC の値が最も小さいのは $R = AR(1)$ の場合ですので $R = AR(1)$ のアウトプットに基づいて解釈します．モデル (3.3) より α が薬剤服用効果を表しますが，これはアウトプットの **intercept**（切片）に対応します．また dif0 が (3.3) 式の y_{i0} に対応するので食前の血中濃度の影響は dif0 の右の推定値および p 値から読み取ることができます．さらに $t = 1, 2, 3$ の右の推定値および p 値が食後 1 時間，2 時間，3 時間の影響を示します．アウトプットより，次のことが分かります．

- 食後の薬剤服用効果は，食前の血中濃度に有意に関連している ($p = 0.012$)．
- 食前の血中濃度で調整したとき，薬剤服用は非服用に比べて血中濃度を 36.81 (pmol/L) だけ有意に高くする ($p = 0.004$)．
- 薬剤服用の効果は，食後 1 時間がもっと高く，食後 2 時間，3 時間と時間がたつにつれて徐々に減少するが，この減少は有意でない．

注意 3.3　上で課題 3.1 のデータを分散分析によって解析してはいけないことを指摘しました．分散分析による解析は，上の $R = VC$ の場合に対応します．アウトプットよりこの場合の薬剤服用効果の検定の p 値=0.0003 であることが分かります．選択された $AR(1)$ モデルの対応する p 値=0.004 の

約 1/10 です．このことからも分散分析法を適用して対応がある経時データを解析すると「いいすぎ」が起こることが示唆されます．

3.3 第二の解析法

第一の解析法は，同一被験者が薬剤服用した場合と非服用の場合の血中濃度の差をとり，被験者の個体差を消去した上で測定時点の影響を調整する方法でした．これに対して，第二の解析法は被験者の個体差を直接，混合効果モデル (mixed effect model) とよばれるモデルで調整して解析する方法です．本節では，混合効果モデルを用いて課題 3.1 を解析する方法を解説します．

3.3.1 混合効果モデルの構築

まず，目的変数を血中濃度，説明変数を薬剤（服用，非服用），食前の血中濃度と時点（食後 1 時間，食後 2 時間後，食後 3 時間）とする最も単純な重回帰モデルを考え，経時データの特徴を考慮しながら，このモデルを改良していくことにします．

次の変数を導入します．第一の方法を紹介したときの記号とよく似ていますが，異なるので注意してください．

X_{ijk}: 被験者 i の j ($j = 1$: 服用; $j = 2$: 非服用) と時点 k ($k = 0, 1, 2, 3$) での血中濃度，ただし，$k = 0$（食前）; $k = 1$（食後 1 時間）; $k = 2$（食後 2 時間）; $k = 3$（食後 3 時間）です．

t_{ij}: 次のように定義された被験者 i の薬剤服用状況

$$t_{ij} = \begin{cases} 1: & 服用\,(j = 1) \\ 0: & 非服用\,(j = 2) \end{cases}$$

z_1, z_2, z_3: 次のように定義された時点を表すダミー変数

$$(z_1, z_2, z_3) = \begin{cases} (0,0,0): & 食前\,(k = 0) \\ (1,0,0): & 食後 1 時間\,(k = 1) \\ (0,1,0): & 食後 2 時間\,(k = 2) \\ (0,0,1): & 食後 3 時間\,(k = 3) \end{cases}$$

まず，単純な次の重回帰モデルを考えます．

$$X_{ijk} = a_i + \alpha t_{ij} + \beta_1 z_1 + \beta_2 z_2 + \beta_3 z_3 + \epsilon_{ijk}, \tag{3.4}$$

ただし ϵ_{ijk}, $i = 1, 2, \ldots, n$; $j = 1, 2$; $k = 0, 1, 2, \ldots, 3$ は互いに独立で，平均 0，分散 σ_{jk}^2 の同一の正規分布に従う誤差です．

この重回帰モデルの意味を考えます．服用の有無と時点を与えてモデル (3.4) を書き下すと，次のように表されます．ただし，$E(Y_{ijk})$ は，x_{ij}, z_1, z_2, z_3 を given としたときの，Y_{ijk} の平均を表します．

[薬剤非服用] のとき $(j = 2)$;
  食前： $E(X_{i20}) = a_i$,
  食後 1 時間： $E(X_{i21}) = a_i + \beta_1$,
  食後 2 時間： $E(X_{i22}) = a_i + \beta_2$,
  食後 3 時間： $E(X_{i23}) = a_i + \beta_3$.

[薬剤服用] のとき $(j = 1)$;
  食前： $E(X_{i10}) = a_i + \alpha$,
  食後 1 時間： $E(X_{i11}) = a_i + \alpha + \beta_1$,
  食後 1 時間： $E(X_{i12}) = a_i + \alpha + \beta_2$,
  食後 1 時間： $E(X_{i13}) = a_i + \alpha + \beta_3$.

上の書き下し式で，例えば，

$$E(X_{i21}) = a_i + \beta_1 \tag{3.5}$$

は，被験者 i が薬剤非服用のとき，食後 1 時間の i の血中濃度の平均が被験者 i 特有の食前の血中濃度 (a_i) と全被験者に共通した食後 1 時間の影響量 (β_1) の和で表されていることを示しています．また

$$E(X_{i11}) = a_i + \alpha + \beta_1$$

は，被験者 i が薬剤を服用した場合，食後 1 時間の血中濃度の平均は上のモデルに α を加えて表されていること，つまり α が薬剤服用効果を表してい

ることを示しています．通常の重回帰分析では重回帰モデル (3.4) において a_i を i に依存しない定数 $a_i = a$ とみなし，モデルをデータに当てはめパラメータ $a, \alpha, \beta_1, \beta_2, \beta_3$ を推定したり検定したりします．

3.3.2 混合効果モデル

図 3.2 に薬剤非服用被験者の食前血中濃度の分布を図示しました．(3.5) 式よりこの分布は $a_1, a_2, \ldots, a_n$ の分布を表しているものと考えることができます．図よりこの分布は広い範囲 (4.3, 95.2) にわたっていることが分かります．つまり，重回帰分析のように a_i を i に無関係な一定値と考えるのには無理があります．また，簡単な計算で，この範囲が食後 1 時間の服用と非服用の血中濃度の差 $(138 - 74 = 64)$ よりも大きいことも分かります．つまり個体差の方が薬剤服用の差より大きいことが示唆されます．これでは，薬剤効果が個体差の陰に隠れて見えなくなってしまう可能性があります．

a_i を図 3.2 のような分布にしたがって分布する確率変数と考え，$a_1, a_2, \ldots, a_n$ が互いに独立であることを仮定することによって重回帰モデルを拡張することにします．重回帰モデル (3.4) において a_i を

$$a_i = \alpha_0 + \epsilon_i^* \tag{3.6}$$

で表わします．ただし，α_0 は a_i の平均に対応する未知パラメータ，ϵ_i^* は平均 0，分散 σ_0^2 の正規分布に従う誤差です．$\epsilon_1^*, \epsilon_2^*, \ldots, \epsilon_n^*$ は互いに独立である

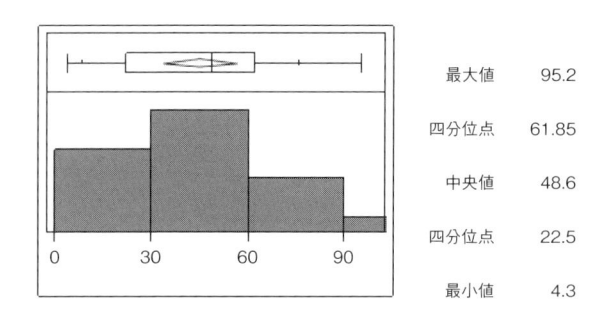

最大値	95.2
四分位点	61.85
中央値	48.6
四分位点	22.5
最小値	4.3

図 **3.2** 薬剤非服用被験者の食前血中濃度

表 **3.3** 被験者 i の j に関する時点間の相関行列

	食前	食後 1 時間	食後 2 時間後	食後 3 時間
食前	1	$(\tau_{j0}\tau_{j1})$	$(\tau_{j0}\tau_{j2})$	$(\tau_{j0}\tau_{j3})$
食後 1 時間		1	$(\tau_{j1}\tau_{j2})$	$(\tau_{j1}\tau_{j3})$
食後 2 時間後			1	$(\tau_{j2}\tau_{j3})$
食後 3 時間				1

と仮定します．(3.6) 式を代入するとモデル (3.4) は次のように表されます．

$$x_{ijk} = \alpha_0 + \alpha t_{ij} + \beta_1 z_1 + \beta_2 z_2 + \beta_3 z_3 + e_{ijk}, \tag{3.7}$$

ただし

$$e_{ijk} = \epsilon_i^* + \epsilon_{ijk}. \tag{3.8}$$

(3.7) 式は，通常の重回帰モデルの形式をしています．しかしながら，通常の重回帰モデルでは誤差項 $\{e_{ijk}\}$ は互いに独立とされるのに対して，このモデルでは $\{e_{ijk}\}$ は互いに独立ではありません．$\{e_{ijk}\}$ の分散，共分散は次のように算出されます．

$$E(e_{ijk}) = 0,$$
$$V(e_{ijk}) = V(\epsilon_i^* + \epsilon_{ijk}) = \sigma_0^2 + \sigma_{jk}^2,$$
$$Cov(e_{ijk}, e_{i'j'k'}) = \begin{cases} 0: & i \neq i' \\ V(\epsilon_i^*) = \sigma_0^2: & i = i', (j,k) \neq (j',k') \end{cases},$$

ただし，誤差 $\{\epsilon_i^*;\ i = 1, 2, \ldots, n\}$ と $\{\epsilon_{ijk};\ i = 1, 2, \ldots, n,\ j = 1, 2;\ k = 0, 1, 2, 3\}$ が互いに独立であることを仮定して算出しました．

モデル (3.7) 式は，被験者の個体差を調整するモデルとして導入しましたが，誤差項 $\{e_{ijk}\}$ は被験者 i には依存しないが，j（服用，非服用）と k（時点）について，表 3.3 で与えられる相関行列をもつモデルとなっていることが分かります．ただし

$$\tau_{jk} = \left(1 + \frac{\sigma_{jk}^2}{\sigma_0^2}\right)^{-1/2}.$$

(3.7) 式で与えられるようなモデルを，一般に**混合効果モデル** (mixed model) といいます．混合効果モデルは個体差を調整するモデルとして導入しましたが，上述したように，時点間の相関を調整するモデルにもなっています．

3.4 混合効果モデルによる解析

モデル (3.7) は混合効果モデルを解説するための単純化モデルです．課題 3.1 のデータを解析するため，モデル (3.7) に交互作用項を導入して次のようにモデルを一般化します．

$$x_{ijk} = \alpha_0 + \alpha t_{ij} + \beta_1 z_1 + \beta_2 z_2 + \beta_3 z_3 + \gamma_1 t_{ij} * z_1 + \gamma_2 t_{ij} * z_2 \\ + \gamma_3 t_{ij} * z_3 + e_{ijk}. \qquad (3.9)$$

混合効果モデル (3.9) は，未知パラメータ $\alpha_0, \alpha, \beta_1, \beta_2, \beta_3, \gamma_1, \gamma_2, \gamma_3$ のほかに分散共分散行列にまだ未知パラメータが含まれています．$\{x_{ijk}; j = 1, 2; k = 0, 1, 2, 3\}$ の分散共分散行列は，次の様な 8×8 行列になっています．

$$R = V \begin{pmatrix} x_{i10} \\ x_{i11} \\ x_{i12} \\ x_{i13} \\ x_{i20} \\ x_{i21} \\ x_{i22} \\ x_{i23} \end{pmatrix} = \begin{pmatrix} R_1 & R_{12} \\ R_{12} & R_2 \end{pmatrix}$$

ただし

$$R_j = \begin{pmatrix} \sigma_0^2 + \sigma_{j0}^2 & \sigma_0^2 & \sigma_0^2 & \sigma_0^2 \\ \sigma_0^2 & \sigma_0^2 + \sigma_{j1}^2 & \sigma_0^2 & \sigma_0^2 \\ \sigma_0^2 & \sigma_0^2 & \sigma_0^2 + \sigma_{j2}^2 & \sigma_0^2 \\ \sigma_0^2 & \sigma_0^2 & \sigma_0^2 & \sigma_0^2 + \sigma_{j3}^2 \end{pmatrix}$$

です．R_{12} は，すべての要素が σ_0^2 である 4×4 行列です．したがって，

$\{x_{ijk}; j=1,2; k=0,1,2,3\}$ の分散共分散行列 R には，9 個の未知パラメータ $\{\sigma_0^2, \sigma_{10}^2, \sigma_{11}^2, \sigma_{12}^2, \sigma_{13}^2, \sigma_{20}^2, \sigma_{21}^2, \sigma_{22}^2, \sigma_{23}^2\}$ が含まれていることが分かります．

もし，同時点での薬剤服用と非服用の影響効果が同一と仮定でき，さらに同一被験者の薬剤服用と非服用のときの時点間の共分散の同一性，すなわち $\sigma_{1k}^2 = \sigma_{2k}^2$, $k = 0, 1, 2, 3$, が仮定できれば未知パラメータ数は 4 個減らせます．加えてこれら時点間の共分散がすべて等しく，さらに個体差が無視できる，すなわち $\sigma_0^2 = 0$ のとき，R は次のようにただ 1 個のパラメータ σ_1^2 しかもたない簡単な場合に帰着します．

$$R = \sigma_1^2 \begin{pmatrix} 1 & 0 & 0 & 0 & 0 & 0 & 0 & 0 \\ 0 & 1 & 0 & 0 & 0 & 0 & 0 & 0 \\ 0 & 0 & 1 & 0 & 0 & 0 & 0 & 0 \\ 0 & 0 & 0 & 1 & 0 & 0 & 0 & 0 \\ 0 & 0 & 0 & 0 & 1 & 0 & 0 & 0 \\ 0 & 0 & 0 & 0 & 0 & 1 & 0 & 0 \\ 0 & 0 & 0 & 0 & 0 & 0 & 1 & 0 \\ 0 & 0 & 0 & 0 & 0 & 0 & 0 & 1 \end{pmatrix}$$

ただし，$\sigma_1^2 = \sigma_{jk}^2$ $(j = 1, 2; k = 0, 1, 2, 3)$ です．

この R は，前節で独立 (VC) モデルとよばれました．このモデルは上述のように強い仮定を前提しています．これらの仮定は，以前は一つひとつ検証して分散共分散行列を構成して推定すべきと考えられていましたが，逆に前節で行ったように分散共分散行列の構造を指定してデータ解析を行い AIC を算出して AIC の値が最小のモデルを選択して，選択されたモデルを解釈することによってデータの構造や薬剤の効果を推測するというのが現代の考え方です．

前節では VC モデル，無構造 (UN) モデルおよび自己回帰 $(AR(1))$ モデルを適用しましたが，本節の定式化では，上の R は $AR(1)$ モデルで表せないことを数学的に示すことができます．そこで本節では，新たに **複合対称モデ**

ル（compound symmetry 略して CS）とよばれる次のモデルを用いて解析することにします．

複合対称モデル：CS

$$R = \begin{pmatrix} a & b & b & b \\ b & a & b & b \\ b & b & a & b \\ b & b & b & a \end{pmatrix}$$

なお，統計ソフト SAS には，上述の $VC, UN, CS, AR(1)$ 以外にも，オプションとしてユーザーが任意に指定した構造の分散共分散行列を用いて解析してくれる機能がありますが，その適用は煩雑なので本書では VC, UN, CS モデルだけを当てはめてデータの解析を行い結果を解釈することにします．

3.4.1 データの解析

統計ソフト SAS の PROC MIXED を使用し，モデル (3.9) を適用して課題 3.1 のデータを解析します．なお，上では説明のためダミー変数 z_1, z_2, z_3 を用いましたが SAS はプログラム内でダミー変数を作ってくれるのでプログラムでは z_1, z_2, z_3 の入力はありません．結果を注意深く吟味すると SAS がどのようにダミー変数を作成したか分かります．解析のための SAS プログラムは次の通りです．なお，このプログラムは，近代科学社サポートページに［課題 3.1 の解析 (2).sas］の名前で準備されています．

SAS プログラム
```
/*******************************************
        対応がある経時データ　第二の解析
*******************************************/
/*===============================
        データの読み込み
===============================*/
proc import out= work.dat
datafile= "デスクトップ/課題 3.1 データ.xls"
dbms=excel replace;
sheet="data$";
```

```
getnames=yes;
mixed=yes;
scantext=yes;
usedate=yes;
scantime=yes;
run;
/*==============================
       解析データの作成
==============================*/
data dat1;
set dat;
treat=1;
t=1; y=t0; output;
t=2; y=t1; output;
t=3; y=t2; output;
t=4; y=t3; output;
treat=2;
t=1; y=t0int; output;
t=2; y=t1int; output;
t=3; y=t2int; output;
t=4; y=t3int; output;
keep id treat t y;
run;

/*==============================
       VC モデルによる解析
==============================*/
proc mixed data=dat1;
class id treat t/;
model y= treat t treat*t/s residual;
repeated /subject=id type=vc r rcorr;
title 'M1：R.type=VC';
run;
/*==============================
       UN モデルによる解析
==============================*/
proc mixed data=dat1;
class id treat t/;
model y= treat t treat*t/s residual;
repeated /subject=id type=un r rcorr;
title 'M2：R.type=UN';
run;
/*==============================
```

CS モデルによる解析
============================*/
```
proc mixed data=dat1;
class id treat t/;
model y= treat t treat*t/s residual;
repeated /subject=id type=cs r rcorr;
title 'M2：R.type=CS';
run;
```

SAS アウトプット

[$R = VC$ の場合]

- AIC=1625.4
- **id．1 の推定 R 行列**

$$R = \begin{pmatrix} 2174.8 & 0 & 0 & 0 & 0 & 0 & 0 & 0 \\ 0 & 2174.8 & 0 & 0 & 0 & 0 & 0 & 0 \\ 0 & 0 & 2174.8 & 0 & 0 & 0 & 0 & 0 \\ 0 & 0 & 0 & 2174.8 & 0 & 0 & 0 & 0 \\ 0 & 0 & 0 & 0 & 2174.8 & 0 & 0 & 0 \\ 0 & 0 & 0 & 0 & 0 & 2174.8 & 0 & 0 \\ 0 & 0 & 0 & 0 & 0 & 0 & 2174.8 & 0 \\ 0 & 0 & 0 & 0 & 0 & 0 & 0 & 2174.8 \end{pmatrix}$$

パラメータの推定

表 3.4.

[$R = UN$ の場合]

- AIC=1471.4
- **id．1 の推定 R 行列**

$$R = \begin{pmatrix} 603.8 & 646.2 & 490.6 & 411.6 & 544.8 & 887.4 & 604.7 & 723.6 \\ & 1063.3 & 981.7 & 794.2 & 691.7 & 1044.2 & 936.8 & 1124.2 \\ & & 1337.9 & 1151.4 & 577.7 & 1069.0 & 1140.3 & 1097.6 \\ & & & 1366.6 & 608.2 & 1148.3 & 1153.6 & 1180.4 \\ & & & & 961.1 & 1413.0 & 1271.5 & 1650.5 \\ & & 対称 & & & 3228.7 & 2954.9 & 3090.1 \\ & & & & & & 4036.8 & 4078.7 \\ & & & & & & & 4800.8 \end{pmatrix}$$

表 3.4　パラメータの推定：VC モデル

効果	t	推定値	標準誤差	自由度	t 値	Pr> $|t|$
Intercept		112.87	10.43	19	10.82	<0.0001
treat	1	−44.59	14.75	19	−3.02	0.007
treat	2	0	−	−	−	−
t	1	−61.87	14.74	57	−4.20	<0.0001
t	2	25.10	14.75	57	1.70	0.09
t	3	18.27	14.75	57	1.24	0.22
t	4	0	−	−	−	−
treat*t 1	1	38.46	20.86	57	1.84	0.070
treat*t 1	2	−19.06	20.86	57	−0.91	0.365
treat*t 1	3	−12.13	20.86	57	−0.58	0.563
treat*t 1	4	0	−	−	−	−
treat*t 2	1	0	−	−	−	−
treat*t 2	2	0	−	−	−	−
treat*t 2	3	0	−	−	−	−
treat*t 2	4	0	−	−	−	−

パラメータの推定

表 3.5.

[$R = CS$ の場合]

- AIC=1551.3
- id. 1 の推定 R 行列

$$R = \begin{pmatrix} 217.8 & 1195.2 & 1195.2 & 1195.2 & 1195.2 & 1195.2 & 1195.2 & 1195.2 \\ & 217.8 & 1195.2 & 1195.2 & 1195.2 & 1195.2 & 1195.2 & 1195.2 \\ & & 217.8 & 1195.2 & 1195.2 & 1195.2 & 1195.2 & 1195.2 \\ & & & 217.8 & 1195.2 & 1195.2 & 1195.2 & 1195.2 \\ & & & & 217.8 & 1195.2 & 1195.2 & 1195.2 \\ & & 対称 & & & 217.8 & 1195.2 & 1195.2 \\ & & & & & & 217.8 & 1195.2 \\ & & & & & & & 217.8 \end{pmatrix}$$

パラメータの推定

表 3.6.

3.4 混合効果モデルによる解析

表 3.5 パラメータの推定: UN モデル

効果	t	推定値	標準誤差	自由度	t 値	Pr> |t|
Intercept		112.86	15.49	19	7.28	< 0.0001
treat	1	−44.59	13.78	19	−3.23	0.0044
treat	2	0	—	—	—	—
t	1	−61.87	11.09	19	−5.58	<0.0001
t	2	25.10	9.61	19	2.61	0.0172
t	3	18.27	5.83	19	3.13	0.0055
t	4	0	—	—	—	—
treat*t 1	1	38.46	11.88	19	3.24	0.0043
treat*t 1	2	−19.06	11.80	19	−1.61	0.123
treat*t 1	3	−12.13	6.87	19	−1.77	0.0935
treat*t 1	4	0	—	—	—	—
treat*t 2	1	0	—	—	—	—
treat*t 2	2	0	—	—	—	—
treat*t 2	3	0	—	—	—	—
treat*t 2	4	0	—	—	—	—

表 3.6 パラメータの推定: CS モデル

効果	t	推定値	標準誤差	自由度	t 値	Pr> |t|
Intercept		112.87	10.43	19	10.8	< 0.0001
treat	1	−44.59	9.90	19	−4.5	0.0002
treat	2	0	—	—	—	—
t	1	−61.87	9.90	19	−6.3	<0.0001
t	2	25.10	9.90	19	2.5	0.001
t	3	18.27	9.90	19	31.85	0.07
t	4	0	—	—	—	—
treat*t 1	1	38.46	14.00	19	2.75	0.01
treat*t 1	2	−19.06	14.00	19	−1.36	0.18
treat*t 1	3	−12.13	14.00	19	−0.87	0.39
treat*t 1	4	0	—	—	—	—
treat*t 2	1	0	—	—	—	—
treat*t 2	2	0	—	—	—	—
treat*t 2	3	0	—	—	—	—
treat*t 2	4	0	—	—	—	—

モデル VC, UN, CS によるアウトプットの吟味

モデル (3.9) では, t_{ij} の係数 α が薬剤非服用に対する服用効果を表します. これはアウトプットの表 3.4, 3.5, 3.6 では treat で表されています. 表では非服用 ($t_{ij} = 0$) が treat $= 1$, 服用 ($t_{ij} = 1$) が treat $= 2$ に対応していることに注意して下さい. 表 3.4, 3.5, 3.6 より, 次のことが分かります.

- UN モデルの AIC の値は, VC モデルおよび CS モデルの AIC の値より小さい.
- $intercept$, $treat$, t, $treat * t$ の係数 α_0, α, $\beta_1, \beta_2, \beta_3, \gamma_1, \gamma_2, \gamma_3$ の推定値は UN, VC, CS モデルで一致している. つまり, 推定値そのものはモデルに依存しない.
- しかし, 推定値の標準誤差はモデルによって異なっている.
- $intercept$ と $treat$ の自由度は UN, VC, CS モデルで一致している. しかし, t および $treat * t$ に関する係数の推定値の自由度はモデルによって大きく変わる. 分散共分散行列に含まれる未知パラメータの個数が変わるからである.
- モデルによって p 値はかなり大きく異なっている.

モデルの採択

UN モデルの AIC の方が VC, CS モデルの AIC より小さい値なので UN モデルを採択することにします. 用心のため, まず採択されたモデルがデータに適合しているかチェックします.

採択されたモデルの妥当性チェック

モデル (3.9) に, 採択されたモデルによって推定されたパラメータ値 (表 3.5 の値) を代入して x_{ijk} の値を算出します. 新しいデータに対する予測ではないのですが, 習慣にしたがってここでも算出された値を予測値とよぶことにします. 表 3.7 に, 予測値と [課題 3.1 データ.xls] から直接算出した $\{X_{ijk}\}$ の $k = 1, 2, \ldots, 20$ の平均値を与えました. 表より丸め誤差を除いて両者が一致することが分かります. モデル (3.9) の妥当性がチェックされ, 安心して結果の解釈ができることになります.

表 3.7　パラメータの推定

時点		非服用		服用	
	予測値	観測平均値	予測値	観測平均値
非服用	食前	44.86	44.86	50.99	51.00
	1	74.32	74.32	137.96	137.97
	2	74.41	74.42	131.13	131.13
	3	68.27	68.28	112.86	112.87

結果の解釈

表 3.5 より，次のことがいえます．

- 薬剤服用の効果（α の値）を 0 とするとき，非服用の効果が -44.59 であること，つまり非服用に比べ服用の血中濃度が 44.59 増えている，この増加は有意である．これらのことから，時点を調整したとき，非服用に比べ服用の場合血中濃度は有意に増加しているといえる ($p = 0.004$)．

次に時点間の影響を見てみます．薬剤（服用，非服用）と食前の血中濃度間に有意な ($p = 0.004$) 交互作用があるが，他の時点間には有意な交互作用がないことが分かります．有意な交互作用項があるため，モデル (3.9) を食前，食後 1,2,3 時間後の各場合に分けて記述します．解釈を分かりやすくするため 新しい変数 t^* を導入し $t^* = 1$（薬剤服用，treat $= 2$），$t^* = 0$（非服用，treat $= 1$）とします．

$$食前;\ E(Y_{ijk}|\ t^*, 食前) = 44.86 + 6.3 \times t^*$$
$$食後 1 時間;\ E(Y_{ijk}|\ t^*, 食後 1 時間) = 74.31 + 63.65 \times t^*$$
$$食後 2 時間;\ E(Y_{ijk}|\ t^*, 食後 2 時間) = 74.41 + 56.72 \times t^*$$
$$食後 3 時間;\ E(Y_{ijk}|\ t^*, 食後 3 時間) = 68.27 + 44.59 \times t^*$$

これらの式から，時点間の影響について，次のことが分かります．

- 薬剤の効果は食前 (6.3) から食後 1 時間に急激に増加し (63.65)，食後 2 時間 (56.72)，食後 3 時間 (44.59) と時間が経つに従って徐々に減少する．食前から食後 1 時間の増加率は有意である．しかし，食後 1，2，3 時間の減

少率は有意ではない．

3.5 第一の方法と第二の方法：どちらがよいか？

第一の方法と第二の方法では，実質的にほぼ一致した結果が得られました．第一の解析の方が比較的単純で，アウトプットの解釈もやさしいという特徴があります．他方，第一の方法には，多少心配な点もあります．それは，モデル (3.1) とモデル (3.2) を設定したとき，食前の血中濃度が食後の血中濃度に与える影響の強さを表すパラメータを薬剤服用と非服用の場合に同一と仮定したことです．もしこの影響の強さが異なると，差 $X_{i1k} - X_{i0k}$ は次のように表されます．

$$Y_{ik} = \alpha + (\beta_{11} - \beta_{10})x_{i00} + \beta_{11}y_{i0} + \gamma_1 z_1 + \gamma_2 z_2 + e_{ik}, \quad (3.10)$$

ただし，β_{11}, β_{10} は，食前の血中濃度に対する薬剤を服用した場合と服用しなかった場合の影響の強さを表すパラメータです．式から明らかなように $\beta_{11} \neq \beta_{10}$ のとき薬剤効果を表す切片 (intercept) に $(\beta_{11} - \beta_{10})x_{i0}$ が加わったものが推定され，薬剤効果の推定にバイアスが生じます．薬剤効果の推定値は，第一の方法では 36.81 でした．これに対して第二の方法の場合，推定値は 44.59 でした．第一の方法の推定値はバイアスが混入したため値が小さくなったのかもしれません．もし，食前の血中濃度に対する薬剤服用の場合と非服用の場合の影響が同じと想定できるのであれば，第一の方法，そうでなければ第二の方法を推奨します．

第 3 章の要点

本章では，対応がある経時データについて二つの解析法を紹介しました．本章の要点は，次の通りです．

- 経時データでは多くの場合，時点間のデータに相関があります．時点間のデータに相関があるとき，対応がある経時データを通常の分散分析法で解

析すべきではありません．
- 対応がある経時データを解析する二つの方法を紹介しました．第一の方法は，各患者ごとに薬剤服用と非服用の場合の血中濃度の差をとっておき時点間の相関を考慮するモデルを立てて解析する方法でした．これに対して第二の方法は差をとらずに患者の個体差を混合効果モデルで調整して解析する方法でした．
- 第一の方法の方が解釈が容易ですが，preデータ（食前の血中濃度）のpostデータに対する影響が薬剤服用群と非服用群に対して同一でなければ服用効果の推定にバイアスが生じます．もし，この影響が同一と想定できるのであれば，第一の方法，そうでなければ第二の方法を用いて解析することを推奨します．

本章で使用した統計技法，およびその参照文献は以下の通りです．

- 回帰モデル：『バイオ統計の基礎』(柳川・荒木 共著，バイオ統計シリーズ第1巻)，7.1節～7.4節，pp.191～220．
- 混合効果モデル：『臨床試験のデザインと解析』(角間・服部 共著，バイオ統計シリーズ第2巻)，8章，pp.151～182．

第4章　対応がない経時データの解析

　本章では，極少数症例を対象としたランダム化二群並行比較試験から得られる対応がない経時データを取り上げ，同等性の検証と優越性の検証の方法を紹介します．

4.1　同等性の判定

課題 4.1

　手術の際に免疫炎症反応が起こり細胞機能が損傷して回復が遅れることがある．このため手術の数日前から免疫増強経腸栄養剤の服用が推奨されている．他方，免疫炎症は活性酸素種を過生産し，その過生産が組織を損傷させることがあるのでこの過生産をおさえることをねらった抗酸化強化経口栄養剤も開発されている．Nagano ら[1)]は，抗酸化強化経口栄養剤（以下 A 剤とよぶ）と免疫増強経腸栄養剤（B 剤とよぶ）の比較を行うことを目的として，食道切除術を受けた食道がん患者 20 名をランダムに 2 群に分け，2 群ランダム化並行比較臨床試験を行なった．

本書のサポートページ (http://www.kindaikagaku.co.jp/support.htm) に準備されたデータシート［課題 4.1 アルブミン.xls］はこの臨床試験から得られたデータの一部で栄養学的マーカーの一つであるアルブミンを術前 6 日，術前日，術後 1 日，3 日，7 日，13 日に測定した値である．A 剤と B 剤の効果は同等と言えるか？

（データの提供：久留米大学医学部外科　永野 剛志　先生）

　試験では手術の 6 日前から 1 群に A 剤，他方の群に B 剤の投与が開始され，

手術後も投与が続けられて，術前および術後の数時点で4個の栄養学的マーカー (serum protein, albumin, transferring, retinol binding protein)，4個の免疫炎症マーカー (WBC, C-reactive protein, interleukin-6, interleukin-8) および2個の酸化ストレスマーカー（尿中の 8-hydroxy-2'-deoxyguanosine (8OHdG)，8-Isoprostane）の値が測定されています．課題4.1データで与えられたのは，その中の栄養学的マーカーの一つであるアルブミンの値です．A剤とB剤は製造の着眼点は異なるが栄養学的な面からの効果は同一ではないか，というのが課題4.1の背後にある臨床仮説です．

課題4.1データは前章で紹介した課題3.1データと異なって対応がない経時データです．2章では，平均への回帰の影響について述べました．3章では，平均への回帰の影響を避けるために同一患者に薬剤を服用してもらう場合と貰わない場合の反応を経時的に測定した，すなわち対応がある経時データとよばれる複雑なデザインから得られたデータの解析法を紹介しました．課題4.1はそのような工夫を行ったデザインではありません．平均への回帰が影響を与える恐れはないのだろうか？ 結論的に言えば，その恐れはありません．A剤を服用してもらう群とB剤を服用してもらう群に患者をランダムに振り分けて試験が実施されているのがその理由です．

4.1.1 考え方

この臨床試験は，1群10例という極めて少ない症例の比較です．本来なら臨床試験は検出力を与え必要な症例数をあらかじめ設定した上で症例を集めて行われるべきですが，大学病院で実施される医師主導の臨床試験では，20例の患者を集めることさえやっとのことで，このような小規模の臨床試験が実施されることがよくあります．患者に大きな負担をかける試験というわけでもなく，パイロット研究と位置づけるとそれなりに価値をもつ試験であるといえます．

パイロット研究は，検証を目的とする主研究に先立って行われる研究です．あるいは，各医療機関で行われる小規模な研究，つまりパイロット研究で得られた知見の集積が検証的な主研究を導くと考えてもよいと思います．主研

究では，多くの場合，有意水準を 5% として有意な差があるか，そうでないかについて厳しい判定が行われますが，パイロット研究の場合はもっと緩やかにデータが示唆する事柄（情報）をデータに語らせるべきです．主研究と同じレベルの統計解析をすべきではありません．では，どのような解析が望ましいのでしょうか．それを本節で考えます．

課題 4.1 に関する考え方のポイントは，以下の通りです．

ポイント 1 少数症例の場合の同等性

問われている問題は A 剤と B 剤の同等性です．統計的検定は A 剤と B 剤の差の検出を行う目的で作成されています．いいかえれば，差が検出できたときだけ意味をもちます．差が検出できないとき，差がない，すなわち A 剤と B 剤は同等であると結論することは許されない論理で作られています．特に，症例数が少ない臨床試験では検出力が低いため，差がないからと言って同等と判定すると多くの場合，2 回に 1 回以上は差があるものを同等と誤判定することになります．

同等性の検定方法は，本シリーズ第 2 巻『臨床試験のデザインと解析』第 5 章で詳しく解説されていますが，そこで解説された方法は同等性マージンをあらかじめ設定して行う方法です．課題 4.1 のアルブミンの測定値は連続変量であり，一般に連続変量に対する同等性マージンの設定は容易でなく，実際この試験でもアルブミンや他のマーカーに関する同等性マージンの設定は困難でした．したがって従来の同等性検定法は適用できません．他の方法が必要です．本章では，そのような一つの方法を紹介します．

ポイント 2 対応がない経時データ

比較したいアルブミンの測定値が術前 6 日，1 日，術後 1 日，3 日，7 日，13 日の 6 時点で取られているので，このデータは前章と同様な経時データです．しかし，前章のデータは対応があるデータでしたが，課題 4.1 のデータは対応がありません．つまり，A 剤と服用する患者と B 剤を服用する患者は別人です．

ポイント 3　時点間の相関

　経時データは，前章で学んだように一般に時点間に相関があります．例えば，図 4.1 にアルブミンの栄養剤 A 群の二人の患者 (id.7A, 8A) のデータと平均値をプロットしました．図より時点 1pre で平均値より大きな値をとると他の時点でも平均値より大きな値をとる傾向があり (id.7A)，1pre で平均値より小さな値をとると他の時点でも平均値より小さな値をとる (id.8A) 傾向があることが分かります．このことは時点間に相関があることを示唆します．したがって，前章と同様に個体 (id.) をランダム変数とする混合効果モデルを導入して時点間相関をとらえることにします．

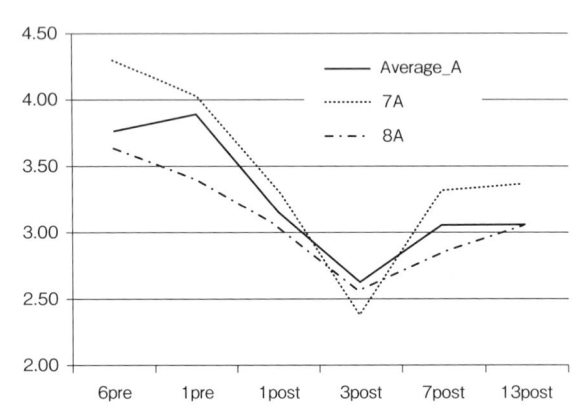

図 4.1　A 群の平均値と A 群の二人の患者の時経列データ

ポイント 4　時点 1pre の値で調整

　問われているのは手術によるストレスを受けた患者に対する栄養剤の効果の比較です．時点 6pre でのアルブミンの測定値は両群比較可能性，つまりランダム化によって両群が同じスタートラインに立っているかどうかを見るためにとられていると見るのが妥当です．この試験では 1 週間続けて栄養剤を服用し体調を整えてもらった後に手術が行われていますので，両群の真の比較可能性は時点 1pre での両群の差の吟味によって与えられます．あとで見るよ

うに時点 1pre と 1post の間にかなり強い正の相関があるため術後の測定値の比較は，1pre の値を調整して行うことにします．

ポイント 5 多重性の調整

アルブミンの他に 3 個の栄養学的マーカー，4 個の免疫炎症マーカー，および 2 個の酸化ストレスマーカーの比較が予定されています．一般に複数個の比較を行うとき，全体からみると第 1 種の誤まりの確率が増幅されるため，この増幅を抑える目的で多重性の調整が行われます．しかし，同等性を検証するとき，多重性の調整行うべきではありません．第 1 種の誤りは，同等なものを同等でないと判定する誤りでありこの誤りの確率を厳しく抑えても意味ないからです．同等でないものを同等であると判定する誤り，つまり第二種の誤りの確率の方を厳しく抑えるべきです．多重性の調整を行うと，第二種の誤りの確率が増加します．

4.1.2 基本方針

パイロット研究は，予定されている主研究に先立って主研究を実施する価値があるかを検討するために通常，少数の症例で実施されます．いいかえれば，有意水準 5% で有意であるか否かを検証することを目的として実施される研究ではありません．では，パイロット研究の場合，p 値をどのように解釈すればよいのでしょうか．本節では，パイロット研究で算出される p 値の解釈について考えます．

4.1.2.1 AIC の利用

AIC（赤池情報量基準）は，赤池弘次氏が考案したモデル選択技法で，二つのモデルがあるとき，カルバック・ライブラー (Kullback-Leibler) 情報量を利用して，予測の観点からどちらのモデルがよりデータに適合するかを判定する技法です．さまざまな問題に対して世界各国で多様な問題に幅広く適用されています．

AIC とは？

単純な例を用いて AIC がどのようなものか紹介します．A 剤と B 剤の 1pre

第 4 章 対応がない経時データの解析

時点のアルブミン値をそれぞれ $x_1, x_2, \ldots, x_m;\ y_1, y_2, \ldots, y_n$ と表し，x の方は平均 μ_A 分散 σ^2 の正規分布から得られた m 個のデータ，y の方は平均 μ_B 分散 σ^2 の正規分布から得られた n 個のデータであると想定します．このとき，栄養剤 A と B の効果が同等であるというモデルは $\mu_A = \mu_B$ で表され，効果が同等でないというモデルは $\mu_A \neq \mu_B$ で表されます．すなわち二つのモデル

$$(\text{M1}): \mu_A = \mu_B, \quad (\text{M2}): \mu_A \neq \mu_B$$

が考えられます．いま簡単のため σ^2 を既知とすると，モデル (M1) には未知パラメータが 1 個 ($\mu_A = \mu_B$)，モデル (M2) には未知パラメータが 2 個 (μ_A, μ_B) 含まれます．

AIC は

$$AIC = -2 \times (\text{モデルの最大対数尤度}) + 2 \times (\text{モデルに含まれるパラメータ数})$$

と定義されています．

モデル (M1) を想定したとき算出される AIC を AIC_1，モデル (M2) を想定したとき算出される AIC を AIC_2 と表すと AIC によるモデル選択は，次の様に行います．

$$\text{AIC}_1 < \text{AIC}_2 \text{ ならモデル (M1) を選択}$$
$$\text{AIC}_1 > \text{AIC}_2 \text{ ならモデル (M2) を選択}.$$

モデル (M1) が選択されると A 剤と B 剤の効果の同等性が示唆されます．これに対してモデル (M2) が選択されると A 剤と B 剤の効果が同等でないことが示唆されます．

統計的検定の立場から見た AIC

次に，統計的検定の立場から，AIC によるモデル選択を考えてみます．証明は省きますが，次の同値関係が成り立つことを数学的に示すことができます．

$$\text{AIC}_1 < \text{AIC}_2 \iff \left| \frac{\bar{y} - \bar{x}}{\sqrt{((1/m + 1/n)\sigma^2)}} \right| < \sqrt{2}.$$

ここで, $\bar{x}, \bar{y}$ は

$$\bar{x} = \sum_{i=1}^{m} x_i, \qquad \bar{y} = \sum_{j=1}^{n} y_j$$

です.

σ^2 が未知のときは, 同様な計算によって

$$\text{AIC}_1 < \text{AIC}_2 \iff |T| < \sqrt{2}$$

が示されます. ただし

$$T = \frac{\bar{y} - \bar{x}}{\sqrt{((1/m + 1/n)S^2)}}$$

かつ, S^2 は σ^2 の不偏推定量です. T は同等性の仮説 $\mu_A = \mu_B$ の下では, 自由度 $(m+n-2)$ の t 分布にしたがって分布する統計量であることが知られています. よって上の AIC による判定の p 値は, 次のように算出されます.

p 値 = A 剤, B 剤の効果が同等であるにもかかわらず同等でない
  と判定される確率
$$= P(\text{AIC}_1 > \text{AIC}_2 \mid \mu_A = \mu_B)$$
$$= P(|T| > \sqrt{2} \mid \mu_A = \mu_B). \tag{4.1}$$

いま, A 剤と B 剤の 1pre 時点のアルブミン値を想定して (4.1) 式から p 値を求めると, $m = n = 10$ ですから t 分布の自由度は $m + n - 2 = 18$ となり p 値=0.174 と算出されます. つまり AIC 基準による判定は, 統計的検定の立場から見ると有意水準を約 18% として判定することに対応します.

良く知られているように統計的検定には 2 種類の誤りがあります. 第 1 種の誤りと第 2 種の誤りです. (1− 第 2 種の誤りの確率) は **検出力** とよばれます.

有意水準 5% の検定は p 値 < 0.05 のとき有意差ありと判定しますが, 第 1 種の誤りをおかす確率を 5% 以下におさえる判定法です. この検定が A 剤と

B剤の平均効果の差0.4を検出する検出力は0.54と見積もることができます．つまり，この検定はほぼ2回に1回は同等でないにもかかわらず，同等と誤まって判定します．

他方，AICによる判定は有意水準18%の検定に相当する判定であることを上で示しましたが，有意水準18%の検定がA剤とB剤の平均効果の差0.4を検出する検出力は0.79と見積もることができます．つまり，有意水準を5%から18%に引き上げると，両群の0.4の差を検出する検出力は0.54から0.79に増加させることができます．

パイロット研究のような症例数が少ない研究に有意水準5%の検定を適用すべきではありません．検出力が上がらず差があるにもかかわらず，検出できないからです．これに対してAICによる判定法は第1種と第2種の誤りの確率（上では約20%）をバランスさせることによって，検出力を高める判定法であることを分かっていただけたことと思います．特に，同等性を示したいときは，同等でないものを同等と判定する第2種の誤りの確率を抑える方が重要ですから，この判定法が有効です．ただし，AICによる判定法であっても上に示されたように第2種の誤りの確率は約21 ($= 1 - 0.79$)%あることに注意しておくことが重要です．このあたりが症例数が少ない臨床試験の限界です．

4.1.2.2 データの吟味

両群の比較可能性

時点6preおよび1preにおいてそれぞれ両群の比較を行うことによって，両群が同じスタートラインに立っているかどうか吟味します．この吟味はAIC判定法で行うことにします．上述のAIC判定法と統計的検定法の対応をふまえ，直接的には有意水準を18%と定め，既成の統計ソフトで2標本t検定を適用してp値を算出し$p < 0.18$のとき両群は同じスタートラインに立っていないと判定することにします．

計算の結果，時点6preでの両側p値=0.13<0.18でした，また時点1preでの両側p値=0.45> 0.18でした．この結果，6preでは両群に差があること，

しかし 1pre では両群が同じスタートラインに立っていることが分かります．ランダム化されているので 6pre で両群に差がないことが期待されますが一般に症例数が少ないときはランダム化されていてもこのように差が出ることがよく起こります．この結果は，6pre では両群にアルブミン値の個体差があるが，6 日間継続してベッドの上で栄養剤を服用することによって個体差が落ち着いてきて 1pre では同じスタートラインに立ったと解釈することができます．

時点 1pre の値で調整

時点 1pre と 2post のアルブミンの測定値間にはかなり強い相関があり（Pearson 相関係数=0.59）ます．図 4.2 に，横軸を 1pre，縦軸を 2post とする散布図を与えました．図より 1pre での測定値が大きければ 2post の測定値も大きいという傾向がうかがえます．したがって，被験者ごとに 1pre の値で調整して比較することにします．

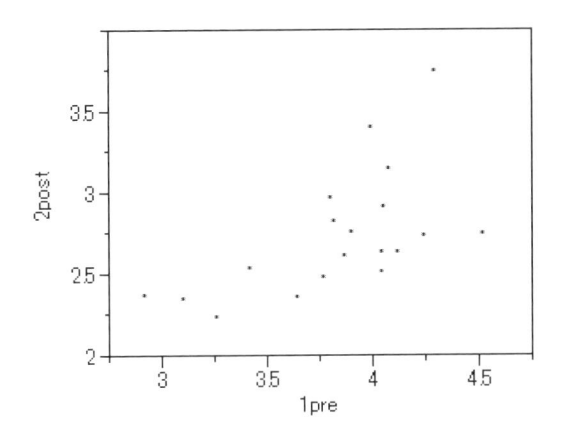

図 4.2　1pre と 2post のデータのプロット

4.1.2.3 混合効果モデル

時点 1pre における測定値を与えられた (given) と条件付けして時点 1post，3post，7post と 13post の測定値間の相関をモデルに取り込むため，次のような重回帰モデルを考えます．

$$X_{ik} = U_i + \alpha t_i + \beta x_{i0} + \beta_1 z_1 + \beta_2 z_2 + \beta_3 z_3 + \epsilon_{ik}, \tag{4.2}$$

ただし，i は患者 id，k は $k=1$ のとき時点 1post，$k=2$ のとき 3post，$k=3$ のとき時点 7post，$k=4$ のとき時点 13post を表す変数，X_{ik} は患者 i の時点 k でのアルブミン測定値，U_i は患者 i 固有の特性を表わす変数，t_i は次のように定義された栄養剤に対応するダミー変数です．

$$t_i = \begin{cases} 1 : \text{患者 i が栄養剤 A を服用したとき} \\ 0 : \text{患者 i が栄養剤 B を服用したとき} \end{cases}$$

このことから明らかなように α は栄養剤 B に対する栄養剤 A の効果を表します．さらに x_{i0} は患者 i の時点 1pre におけるアルブミン値を表し β はその影響を表すパラメータです．また z_1, z_2, z_3 は次のように定義された時点を表すダミー変数で $\beta_1, \beta_2, \beta_3$ はその影響を表すパラメータ．ϵ_{ik} ($i = 1, 2, \ldots, n$; $k = 1, 2$) は平均 0，分散 σ_k^2 の正規分布に従う互いに独立な誤差です．

$$(z_1, z_2, z_3) = \begin{cases} (1,0,0) : \text{時点 1post，すなわち } k=1 \text{ のとき} \\ (0,1,0) : \text{時点 3post，すなわち } k=2 \text{ のとき} \\ (0,0,1) : \text{時点 7post，すなわち } k=3 \text{ のとき} \\ (1,1,1) : \text{時点 13post，すなわち } k=4 \text{ のとき} \end{cases}$$

回帰モデル (4.2) では x_{i0} を given としています．いいかえれば，このことによって患者の個体差の本質的な部分は調整されるはずです．にもかかわらず U_i を導入しているのは 1post，3post，7post，13post での測定値間に，相関を入れるための作為です．いま，U_i をランダム変数と考え

$$U_i = \alpha_0 + \epsilon_{0i} \tag{4.3}$$

とおき，α_0 を定数（未知パラメータ），$\epsilon_{01}, \epsilon_{02}, \ldots, \epsilon_{0n}$ をそれぞれ平均 0，分

散 σ_0^2 の正規分布にしたがう互いに独立な誤差とします．このとき，(4.3) 式を (4.2) 式に代入して整理すると (4.2) 式は，次のように表されます．

$$X_{ik} = \alpha_0 + \alpha t_i + \beta x_{i0} + \beta_1 z_1 + \beta_2 z_2 + \beta_3 z_3 + e_{ik}, \qquad (4.4)$$

ただし

$$e_{ik} = \epsilon_{0i} + \epsilon_{ik}$$

です．

(4.4) 式は通常の重回帰モデルの形式をしていますが，通常の重回帰モデルで仮定される「誤差項 e_{ik}, $i = 1, 2, \ldots, n$; $k = 1, 2, 3, 4$, の独立性」は満たされていません．X_{ij} と $X_{ij'}$ の間に相関があるモデル，すなわち 1post，3post, 7post, 13post での測定値間に相関があるモデルとなっています．実際，X_{ij} と $X_{ij'}$ の分散と共分散は，次のように与えられます．

$$V(X_{ik}) = V(\epsilon_{0i} + \epsilon_{ik}) = \sigma_0^2 + \sigma_k^2,$$
$$Cov(X_{ij}, X_{ij'}) = Cov(\epsilon_{0i} + \epsilon_{ij}, \epsilon_{0i} + \epsilon_{ij'}) = V(\epsilon_{0i}) = \sigma_0^2 \ (j \neq j').$$

つまり (4.4) 式は，前章で定義した**混合効果モデル**の一つです．

4.1.2.4 同等性の判定

混合効果モデル (4.4) で解析するとき，AIC 基準による同等性の判定はどのように行えばよいでしょうか．

同等性は混合効果モデル (4.4) において，次のように表されます．

(M1)　栄養剤 A と B の効果が同等である $\iff \alpha = 0$
(M2)　栄養剤 A と B の効果が同等でない $\iff \alpha \neq 0$

前章の第一の解析法では $\{e_{ik}\}$ の分散共分散行列に，独立モデル (VC)，無構造モデル (UN)，自己相関モデル (AR(1)) を想定して AIC を算出し，AIC 最小のモデルを選択して，このモデルのパラメータの解釈をしました．ここでも同様に考えることにします．つまり，次の手順で同等性を判定します．

- モデル (M1) を想定する．

  - $\alpha = 0$ としたモデル (4.4) 式に，それぞれ「分散共分散構造=独立モデル」，「分散共分散構造=無構造モデル」，「分散共分散構造=AR(1) モデル」を当てはめ AIC を算出する
  - 三つの中で一番小さい AIC の値を AIC_1 で表す．

- モデル (M2) を想定する．

  - モデル (4.4) 式に，それぞれ「分散共分散構造=独立モデル」，「分散共分散構造=無構造モデル」，「分散共分散構造=AR(1) モデル」を当てはめ AIC を算出する
  - 三つの中で一番小さい AIC の値を AIC_2 で表す．

- $AIC_1 < AIC_2$ のとき栄養剤 A と B の効果は同等と判定する．
  $AIC_1 > AIC_2$ のとき栄養剤 A と B の効果は異なると判定する．

4.1.3 データの解析

統計ソフト SAS の proc mixed を使って解析します．データシート［課題 4.1 アルブミン.tex］を拡張子を［csv］に変えてローカルディスク (D) に保存しておき，SAS を立ち上げて以下に与えた SAS プログラムをインプットします．なお，本書のサポートページ (http://www.kindaikagaku.co.jp/support.htm) に，拡張子を［csv］に変えた［課題 4.1 アルブミン.csv］，および以下の SAS プログラムを［課題 4.1 アルブミン.sas］という名前で保存しているので利用してください．

4.1.4 SAS のプログラム

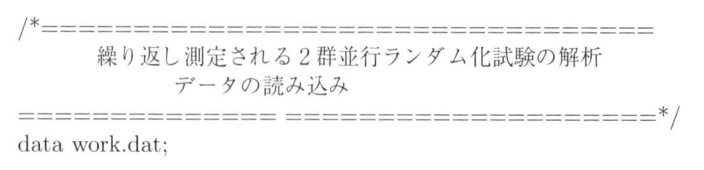

```
/*===============================
      繰り返し測定される 2 群並行ランダム化試験の解析
              データの読み込み
=============================*/
data work.dat;
```

4.1 同等性の判定

```
 infile "D:/課題 4.1 アルブミン.csv" dsd missover firstobs=2;
 input id treat$ pre6 pre1 post1 post3 post7 post13;
run;

/*==============================
             解析データの作成
==============================*/
data dat1;
set dat;
   t=1; y=post1; output;
   t=2; y=post3; output;
   t=3; y=post7; output;
   t=4; y=post13; output;
   keep id treat pre1 t y;
run;

/*==============================
(M1) モデル　VC モデルによる解析
==============================*/
proc mixed data=dat1;
class id treat t;
model y= pre1 t/s residual;
repeated /subject=id type=vc r rcorr;
title 'M1 モデル：R.type=VC';
run;

/*==============================
(M1) モデル　UN モデルによる解析
==============================*/
proc mixed data=dat1;
class id treat t;
model y= pre1 t/s residual;
repeated /subject=id type=un r rcorr;
title 'M1 モデル：R.type=UN';
run;

/*==============================
(M1) モデル　AR(1) モデルによる解析
==============================*/
proc mixed data=dat1;
class id treat t;
model y= pre1 t/s residual;
repeated /subject=id type=AR(1) r rcorr;
title 'M1 モデル：R.type=AR(1)';
run;
```

```
/*==============================
(M2) モデル　VC モデルによる解析
==============================*/
proc mixed data=dat1;
class id treat t;
model y= treat pre1 t/s residual;
repeated /subject=id type=vc r rcorr;
title 'M2 モデル：R.type=VC';
run;
/*==============================
(M2) モデル　UN モデルによる解析
==============================*/
proc mixed data=dat1;
class id treat t;
model y= treat pre1 t/s residual;
repeated /subject=id type=un r rcorr;
title 'M2 モデル：R.type=UN';
run;
/*==============================
(M2) モデル　AR(1) モデルによる解析
==============================*/
proc mixed data=dat1;
class id treat t;
model y= treat pre1 t/s residual;
repeated /subject=id type=AR(1) r rcorr;
title 'M2 モデル：R.type=AR(1)';
run;
```

注 4.1 プログラム中ではテキストで使用した変数名 7pre, 1pre, 2post, 13post を pre7, pre1, post2, post13 として読み込んでいます．数字を先頭におくと読み込みがうまくいかないからです．

注 4.2 テキストでは，ダミー変数 z_1, z_2, z_3 を用いて時点を表しましたが，SAS の proc mixed では $t = 1, 2, 3, 4$ で時点を表してモデルに取り込んでいます．

注 4.3 上のモデルにおいて，例えば [model y= treat pre1 t treat*t/s residual;] のようにして交互作用項 [treat*t] をもつモデルとおきかえることもできます．しかし，AIC 基準で比較するとき，このデータには交互作用項をもたないモデルの方がよく適合します．

4.1.5 アウトプット

データのチェック

プログラムの「解析データの作成」で作成したデータファイル [dat1] が正しく作成されているか確認したければ，上の「解析データの作成」のところにコマンド [proc print data=dat1; run;] を挿入しておきます．図 4.3 に，そのプリントアウトの一部を与えました．

OBS	id	treat	pre1	t	y
1	1	A	3.89	1	3.11
2	1	A	3.89	2	2.31
3	1	A	3.89	3	3.47
4	1	A	3.89	4	2.97
5	2	A	3.98	1	3.35
6	2	A	3.98	2	3.22
7	2	A	3.98	3	3.25
8	2	A	3.98	4	3.51
9	3	A	3.79	1	3.26
...	...	...	...	...	...
...	...	...	...	...	...
...	...	...	...	...	...
77	20	B	4.23	1	3.10
78	20	B	4.23	2	2.87
79	20	B	4.23	3	3.05
80	20	B	4.23	4	2.70

図 4.3 dat1 に作成されたデータの一部

各モデルの AIC

表 4.1 に，M1 モデルと M2 モデルの各々の場合について分散構造が，VC（独立モデル），UN（無構造モデル），AR(1)（自己相関モデル）の各場合に算出された AIC の値を与えました．

表 4.1 各モデルの AIC

	分散共分散構造		
	VC	UN	AR(1)
モデル M1	57.5	45.6	46.8
モデル M2	60.6	47.9	49.5

表 4.2 時点 1post, 3post, 7post, 13post の測定値の相関行列

	1post	3post	7post	13post
1post	1	0.438	0.058	0.223
3post		1	0.315	0.350
7post			1	0.576
13post				1

表より，次のことが分かります．

- M1 モデルと M2 モデルのいずれの場合にも，UN の AIC 値が VC または AR(1) の AIC 値よりも小さく，$AIC_1=45.6$，$AIC_2=47.9$ である．
- $AIC_1 < AIC_2$ であるから，M1 モデルが採択される．

この結果，栄養剤 A と B の効果は同等であると判定します．

相関行列のアウトプット

M1 モデルで分散共分散行列が UN 構造をもつとき，すなわち選択されたモデルに基づく相関行列の推定値を表 4.2 に与えました．表より，1post と 3post の相関係数の値と 7post と 13post の相関係数の値は，それぞれ $\rho_{1,3} = 0.438$，$\rho_{7,13} = 0.576$ です．かなり強い時点間相関があることが分かります．

固定効果の推定と検定

表 4.3 に，選択されたモデルから推定された**固定効果**の推定値と検定結果を与えました．なお混合効果モデル (4.4) においてパラメータ α, $\beta, \beta_1, \beta_2, \beta_3$ のことを**固定効果**といいます[2])．表より，次のことが分かります．

- 選ばれたモデルは「栄養剤 A，B のアルブミン値は同等である」というモデルですからアウトプットの表 4.3 の項目の中に「treat」は入っていません．

[2) 角間，服部著『臨床試験のデザインと解析』バイオ統計シリーズ第 2 巻，第 8 章参照

4.1 同等性の判定　87

表 4.3　固定効果の解

効果	t	推定値	標準誤差	自由度	t 値	Pr> |t|
Intercept		1.386	0.341	18	4.07	0.0007
pre1		0.426	0.086	18	4.95	0.0001
t	1	0.088	0.088	18	-1.00	0.3283
t	2	-0.304	0.090	18	-3.37	0.0034
t	3	0.034	0.079	18	0.43	0.6705
t	4	0	.	.	.	.

表 4.4　固定効果の Type3 検定

効果	分子の自由度	分母の自由度	F 値	Pr> F
pre1	1	18	24.52	0.0001
t	3	18	15.11	< 0.0001

- 「pre1」は，（栄養剤 A，B の効果が同等としたときの）術後アルブミン値と術前 1 日のアルブミン値との関連性を示します．表 4.3 のアウトプットは $p =0.0001$，$\hat{\beta}_1$=0.43 となっているので，術後のアルブミン値は術前 1 日のアルブミン値と有意に関係しており，術前 1 日のアルブミン値が高いと術後のアルブミン値も高い傾向があることが分かります．

- 時点の総合的影響を見るためには表 4.4「固定効果の type3 検定」の方をみます．この表の項目「t」は 4 時点の効果を総合的に評価した検定結果が示されます．表 4.4 ではアウトプット $p < 0.0001$ が得られているので術後のアルブミン値は時点に有意に関連していることが分かります．

- 表 4.4「固定効果の解」の項目「t」の「1,2,3,4」の右に出ているアウトプットは，t=4（時点 13post）の影響を 0 としたときの t=1（時点 1post），t=2（時点 3post），t=3（時点 7post）の影響の強さを表しています．表のアウトプットより，術後 1 日がアルブミン値に与える影響は有意ではないこと $(p = 0.33)$，しかし，術後 3 日目はアルブミン値を有意に減少 $(p = 0.0034)$ させる影響を与えており，術後 7 日は有意でないが増加する影響を与えています．つまり，アルブミン値は術直後には変わらないが，術後 3 日目は急激に減少しており，術後 7 日，13 日と経過するにつれて徐々に増加する様子がうかがわれます．

4.2 優越性の検定

> **課題 4.2** （課題 4.1 のつづき）
> データシート［課題 4.2-8OHdG.xls］は，課題 4.1 と同一の臨床試験から得られたデータの一部で酸化ストレスマーカーの一つである尿中の 8-hydroxy-2'-deoxyguanosine (8OHdG) を術前 6 日，術前 1 日，術後 2 日，術後 13 日に測定した値である．A 剤の効果は B 剤の効果よりも大きいか？
>
> （データの提供：久留米大学医学部外科　永野　剛志　先生）

課題 4.1 で解説したように，A 剤は抗酸化強化経口栄養剤，B 剤は免疫増強経腸栄養剤です．課題 4.1 では，栄養学的マーカーの一つであるアルブミン値について両剤の効果が同等であることを示しました．しかしながら，A 剤はストレスによって生じる活性酸素種の過生産を押さえることによって回復を早めることを狙って開発された栄養剤であることから，少なくとも 酸化ストレスマーカー，すなわち 8OHdG については A 剤は B 剤より有意に 8OHdG の値を低下させるのではないか，というのが課題 4.2 臨床的仮説です．

4.2.1 考え方

考え方のポイントは，次の通りです．その大部分は課題 4.1 の解析で述べたポイントの繰り返しですが異なる所もあります．

ポイント 1　少数症例の場合の優越性の判定

問われている問題は A 剤の 8OHdG 値は B 剤の 8OHdG 値より低いかどうかということです．一群 10 例の少数症例数で行われる 2 群ランダム化比較試験に通常の有意水準 5% の有意性検定を行っても検出力が低いため，A 剤と B 剤によほど大きな差がない限り優越性は示すことができません．他の方法が必要です．本節でも，前節と同様に AIC を適用する方法を紹介します．

ポイント 2　対応がない経時データ

比較したい 8OHdG の測定値が術前 6 日, 1 日, 術後 2 日, 13 日の 4 時点で取られているので, このデータは経時データです. しかし, A 剤と服用する患者と B 剤を服用する患者は別人なので前章と異なり対応がないデータです.

ポイント 3 時点間の相関

図 4.4 に栄養剤 A を服用した二人の患者 (8A, 10A) と栄養剤 B を服用した二人の患者 (4B, 5B) のデータのプロットと A,B 両群の平均値のプロットを与えました. 図より時点 1pre で平均値より大きな値をとると他の時点でも平均値より大きな値をとる傾向があり, 1pre で平均値より小さな値をとると他の時点でも平均値より小さな値をとる傾向があること, つまり時点間に相関があることを示唆します. したがって, 個体 (id) をランダム変数とする混合効果モデルを導入して時点間相関をとらえることにします.

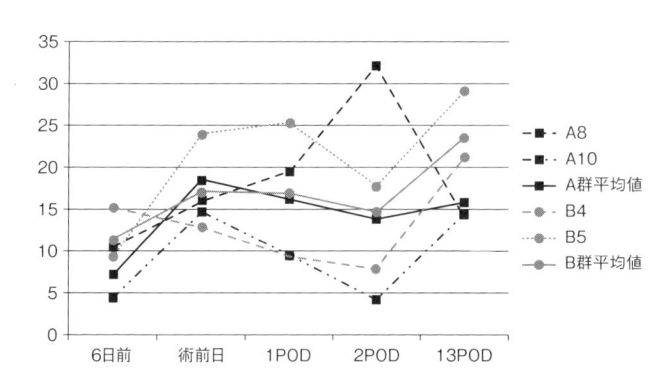

図 **4.4** A,B 両群の平均値と A,B 両群のそれぞれ二人の患者の経時データ

ポイント 4 時点 1pre の値で調整

問われているのは手術によるストレを受けた患者に対する A 剤と B 剤の比較です. 時点 6pre での 8OHdG の測定値は両群比較可能性, つまりランダム化によって両群が同じスタートラインに立っているかどうかを見るためにとられていると見ることができますが, この試験では 1 週間続けて栄養剤を服用し体調を整えてもらった後に手術が行われているので, 両群の真の比較可

能性は時点1preでの両群の差をチェックすることによって与えられます．あとで見るように時点1preで両群の間にAIC判定で有意な差が出ているので1preで調整しなければ両群の比較可能性は担保できません．術後の測定値を患者ごとに1preの値を調整して比較することにします．

ポイント 5　多重性の調整

　優越性の検定は，8OHdGの他に4個の免疫炎症マーカー，および1個の酸化ストレスマーカーについて予定されています．つまり，8回の検定が計画されています．検定を複数回行うと，全体からみると第1種の誤まりの確率が増幅されるため，検証を重んじる検定ではこの増幅を抑える目的で多重性の調整が行われます．AICによるモデル選択ではパラメータに関する複数個の仮説を取り込んだモデルを設定し，AICを算出して，最小AICをもつモデルを選択することからAICを用いる判定では一般に多重性の調整は行われませんが，本章の場合のようにAICを統計的検定になぞらえて適用する場合には，多重性を調整するのが妥当と思われます．しかしながら，パイロット研究のような少数症例の場合に多重性の調整を行うと，多くの場合に優越性は検出できません．　例えば，前節で述べたように単純な二標本検定の場合，AICによる判定は有意水準18%の統計的検定に対応しました．8回の比較を行うとしてボンフェローニ (Bonferroni) 法で多重性の調整を行うと，個々の検定は有意水準は $0.18/8 \approx 0.02$ で実施せよ，ということにります．よほど大きな差がない限り優越性は検出できません．パイロット研究では，ざっくりした結果を見ることが主目的です．検出力との兼ね合いで有意水準を定める必要があります．どれくらい大きく定めればよいかについては，検出したい差の大きさが特定できれば数式を展開して定めることもできますが，そうでない場合は判定基準をAICに切り替え，また多重性の調整は行わないで判定を行う方が有意義な結果が得られると考えています．議論があるところですが，今後の研究を待ちたいと思います．本書ではAICを用いる判定を行うとき，多重性の調整は無視することにします．

4.2.2 データの吟味

両群の比較可能性

時点 6pre および 1pre においてそれぞれ両群の比較を行うことによって，両群が同じスタートラインに立っているかどうか吟味します．この吟味は AIC 判定法で行うことにします．上述の AIC 判定法と統計的検定法の対応をふまえ，直接的には有意水準を 18％と定め，既成の統計ソフトで 2 標本 t 検定を適用して p 値を算出し $p < 0.18$ のとき両群は同じスタートラインに立っていないと判定することにします．

計算の結果，時点 6pre での両側 p 値=0.40>0.18 でした，また時点 1pre での両側 p 値=0.045< 0.18 でした．この結果，6pre では両群に差がないこと，しかし 1pre では両群間に差があることが分かります（$p = 0.045 < 0.18$）．ランダム化されているので 6pre では両群に差がないのは期待通りです．さらに，ベッドで服用している間に A 剤（抗酸化強化栄養剤）の効果が出て B 剤（免疫増強栄養剤）よりも酸化ストレスマーカー（8OFdG）の値が低くなった，と考えると妥当な結果であると受けとめることができます．

時点 1pre の値で調整

時点 1pre と 2post の 8OHdG の測定値間には，あまり強い相関はありません（A 群の場合 $\rho = 0.19$）．したがって，アルブミンの場合のように 1pre で大きな値をとる患者が 2post でも大きな値をとるという傾向は見られませんが，時点 1pre で両群の間に AIC 判定で有意な差が出ているので時点 1pre で調整して解析を行うことにします．

4.2.3 混合効果モデル

時点 1pre における測定値を与えられた (given) と条件付けして時点 2post と 13post の測定値間の相関をモデルにとりこむため，次のような重回帰モデルを考えます．

$$X_{ik} = U_i + \alpha t_i + \beta x_{i0} + \beta_1 z + \epsilon_{ik}, \tag{4.5}$$

ただし，i は患者 id，k は $k = 1$ のとき時点 2post，$k = 2$ のとき時点 13post

を表す変数，X_{ik} は患者 i の時点 k で 8OHdG 測定値，U_i は患者 i 固有の特性を表す変数，t_i は次のように定義された栄養剤に対応するダミー変数です．

$$t_i = \begin{cases} 1 : 患者 \mathrm{i} が栄養剤 \mathrm{A} を服用した時 \\ 0 : 患者 \mathrm{i} が栄養剤 \mathrm{B} を服用した時 \end{cases}$$

このことから明らかなように α は栄養剤 B に対する栄養剤 A の効果を表します．さらに x_{i0} は患者 i の時点 1pre における 8OHdG 値を表し β はその影響を表すパラメータです．また z は次のように定義された時点を表すダミー変数で β_1 はその影響を表すパラメータ．ϵ_{ik} ($i = 1, 2, \ldots, n; k = 1, 2$) は平均 0，分散 σ_k^2 の正規分布に従う互いに独立な誤差です．

$$z = \begin{cases} 1 : 時点 2\mathrm{post}, すなわち k = 1 のとき \\ 0 : 時点 13\mathrm{post}, すなわち k = 2 のとき \end{cases}$$

回帰モデル (4.5) では x_{i0} を given としています．いいかえれば，このことによって患者の個体差の本質的な部分は調整されるはずです．にもかかわらず U_i を導入しているのは 2post と 13post での測定値間に，次のようにして相関を入れるための作為です．すなわち，U_i をランダム変数と考え

$$U_i = \alpha_0 + \epsilon_{0i} \tag{4.6}$$

とおき，α_0 を定数（未知パラメータ），$\epsilon_{01}, \epsilon_{02}, \ldots, \epsilon_{0n}$ をそれぞれ平均 0，分散 σ_0^2 の正規分布にしたがう互いに独立な誤差とします．(4.6) 式を (4.5) 式に代入して整理すると，次のように表されます．

$$X_{ik} = \alpha_0 + \alpha t_i + \beta x_{i0} + \beta_1 z + e_{ik}, \tag{4.7}$$

ただし

$$e_{ik} = \epsilon_{0i} + \epsilon_{ik}$$

です．

(4.7) 式は通常の重回帰モデルの形式をしていますが，通常の重回帰モデルで仮定される「誤差項 $e_{ik}, i = 1, 2, \ldots, n ; k = 1, 2,$ の独立性」は満たされ

ていません．いいかえれば X_{i1} と X_{i2} の間に相関があるモデルとなっています．すなわち，**混合効果モデル**の一つです．実際，X_{i1} と X_{i2} の分散と共分散は，次のように与えられます．

$$V(X_{ik}) = V(\epsilon_{0i} + \epsilon_{ik}) = \sigma_0^2 + \sigma_k^2$$
$$\mathrm{Cov}(X_{i1}, X_{i2}) = \mathrm{Cov}(\epsilon_{0i} + \epsilon_{i1}, \epsilon_{0i} + \epsilon_{i2}) = V(\epsilon_{0i}) = \sigma_0^2 .$$

4.2.3.1 優越性の判定

混合効果モデル (4.7) で解析するとき，AIC 基準による優越性の判定の仕方について考えます．

優越性の判定モデルは，同等性の判定と同じモデルです．すなわちモデル (4.7) において

(M1) 栄養剤 A と B の効果が同等である $\Longleftrightarrow \alpha = 0$

(M2) 栄養剤 A と B の効果が同等でない $\Longleftrightarrow \alpha \neq 0$

であることに注意して，モデル (M2) が採択されたとき α の推定値の符号をチェックして，$\hat{\alpha} < 0$ のとき栄養剤 A の 8OHdG 値は B の 8OHdG 値よりも低いと判定します．

同等性の場合と同様に $\{e_{ik}\}$ の分散共分散行列に，独立モデル (VC)，無構造モデル (UN)，自己相関モデル (AR(1)) を想定して AIC を算出し，AIC 最小のモデルを選択して，このモデルのパラメータの解釈をします．ただし，この問題の場合 2post と 13post の相関しか考えませんので AR(1) モデルの適用は考えません．

AIC を利用する優越性の判定の具体的な手順は，次の通りです．

- モデル (M1) を想定する．
    - $\alpha = 0$ としたモデル (4.4) 式に，それぞれ「分散共分散構造=VC（独立モデル）」，「分散共分散構造=UN（無構造モデル）」を当てはめ AIC を

算出する
・このうち小さい方の AIC の値を AIC_1 で表す．

● モデル (M2) を想定する．

・モデル (4.7) 式に，それぞれ「分散共分散構造＝VC（独立モデル）」，「分散共分散構造＝UN（無構造モデル）」を当てはめ AIC を算出する
・小さい方の AIC の値を AIC_2 で表す．

● $AIC_1 < AIC_2$ のとき栄養剤 A と B の効果は差がないと判定する．
 $AIC_1 > AIC_2$ のとき栄養剤 A と B の効果は差があると判定する．
● 栄養剤 A と B の効果は差があると判定されたとき，α の推定値の符号をチェックして $\hat{\alpha} < 0$ のとき栄養剤 A の 8OHdG 値は B の 8OHdG 値よりも低い，$\hat{\alpha} > 0$ のとき栄養剤 A の 8OHdG 値は B の 8OHdG 値よりも高いと判定する．

4.2.4 データの解析

統計ソフト SAS の proc mixed を使って解析します．上述のように，時点1pre の値で調整して解析します．なお，交互作用項 treat*t をモデルに入れた方が良いかどうかについては決定的なことはいえません．そこで，交互作用項をモデルに入れた場合と入れない場合に AIC を求め，最小の AIC をもつモデルを選ぶことによって判定を行うことにします．以下では，その組み合わせを含むプログラムを与えました．

解析の手順は，次のとおりです．
1) データシート［課題 4.2-8OHdG.xls］を［csv］に変更してローカルディスク (D) に保存する．
2) SAS を立ち上げ以下の SAS プログラムをインプットして SAS を走らせる．なお，本書のサポートページ (http://www.kindaikagaku.co.jp/support.htm) に拡張子を変えたデータシート［課題 4.2-8OHdG.csv］および以下の SAS プログラムを［課題 4.2-8OHdG.sas］という名前で与えているので利用してください．

4.2.5 SAS のプログラム

```
/*==============================
      繰り返し測定される2群並行ランダム化試験の解析
            データの読み込み
============== ==================*/
data work.dat;
 infile "D:/課題 4.2-8OHdG.csv" dsd missover firstobs=2;
 input id treat$ pre6 pre1 post2 post13;
run;
proc print data=work.dat;
run;

/*==============================
            解析データの作成
==============================*/
data dat1;
set dat;
   t=1; y=post2; output;
   t=2; y=post13; output;
   keep id treat pre1 t y;
run;

/*==================================
 M1 モデル    VC 構造   treat*t を入れないモデルによる解析
==================================*/
proc mixed data=dat1;
class id treat t;
model y= pre1 t/s ;
repeated /subject=id type=vc r rcorr;
title 'M1：R.type=VC    1pre あり    treat*t なし';
run;

/*==================================
 M1 モデル    UN 構造   treat*t を入れないモデルによる解析
==================================*/
proc mixed data=dat1;
class id treat t;
model y= pre1 t/s ;
repeated /subject=id type=un r rcorr;
title 'M1：R.type=UN    1pre あり    treat*t なし';
run;

/*==================================
 M1 モデル    VC 構造   treat*t を入れたモデルによる解析
```

```
=====================================*/
proc mixed data=dat1;
class id treat t;
model y= pre1 t /s ;
repeated /subject=id type=vc r rcorr;
title 'M1：R.type=VC    1pre あり    treat*t あり';
run;

/*=====================================
M1 モデル    UN 構造    treat*t を入れたモデルによる解析
=====================================*/
proc mixed data=dat1;
class id treat t;
model y= pre1 t /s ;
repeated /subject=id type=un r rcorr;
title 'M1：R.type=UN    1pre あり    treat*t あり';
run;


/*=====================================
M2 モデル    VC 構造    treat*t を入れないモデルによる解析
=====================================*/
proc mixed data=dat1;
class id treat t;
model y= treat pre1 t/s ;
repeated /subject=id type=vc r rcorr;
title 'M2：R.type=VC    1pre あり    treat*t なし';
run;

/*=====================================
M2 モデル    UN 構造    treat*t を入れないモデルによる解析
=====================================*/
proc mixed data=dat1;
class id treat t;
model y= treat pre1 t/s ;
repeated /subject=id type=un r rcorr;
title 'M2：R.type=UN    1pre あり    treat*t なし';
run;


/*=====================================
M2 モデル    VC 構造    treat*t を入れたモデルによる解析
=====================================*/
proc mixed data=dat1;
class id treat t;
model y= treat pre1 t treat*t/s ;
```

```
repeated /subject=id type=vc r rcorr;
title 'M2：R.type=VC   1pre あり   treat*t あり';
run;
/*==========================================
M2 モデル   UN 構造   treat*t を入れたモデルによる解析
==========================================*/
proc mixed data=dat1;
class id treat t;
model y= treat pre1 t treat*t /s ;
repeated /subject=id type=un r rcorr;
title 'M2：R.type=UN   1pre あり   treat*t あり';
run;
```

注 4.4 プログラム中ではテキストで使用した変数名 7pre, 1pre, 2post, 13post を pre7, pre1, post2, post13 として読み込んでいます．数字を先頭におくと読み込みがうまくいかないからです．

注 4.5 テキストでは，ダミー変数 z を用いて時点を表しましたが，SAS の proc mixed では $t = 1, 2$ で時点を表してモデルに取り込んでいます．

注 4.6 M1 モデルは，(4.7) 式において $\alpha = 0$ としたモデルです．上のプログラムでは巣型モデルを考えています．つまり，$\alpha = 0$ のときは常に交互作用項=treat*t=0 とするモデルを考えています．したがって，プログラム中の M1 モデルでは交互作用項 treat*t あり，なしにかかわらず AIC の値を含めて同一の数値がアウトプットされます．

4.2.6 アウトプット

データのチェック

データを読み込んだ直後に，[proc print data=work.dat; run;] で読み込んだデータをプリントアウトさせ，正しくデータが読み込まれているかチェックしておくことが重要です．図 4.5 に，そのプリントアウトの一部を与えました．

各モデルの AIC

表 4.5 に，M1 モデルと M2 モデルの分散構造が VC（独立モデル），UN

OBS	id	treat	pre6	pre1	post2	post13
1	1	A	7.6	7.2	6.8	19.0
2	2	A	6.3	24.7	5.2	19.0
3	3	A	19.3	5.3	8.1	16.5
...	...	...	...	...	...	...
...	...	...	...	...	...	...
...	...	...	...	...	...	...
17	17	B	6.6	24.0	6.0	13.3
18	18	B	9.3	14.3	18.3	20.0
19	19	B	7.2	12.5	11.6	23.3
20	20	B	14.1	9.3	3.8	19.5

図 4.5 work.dat に読み込まれたデータの一部

表 4.5 各モデルの AIC

	treat*t なし VC	treat*t なし UN	treat*t あり VC	treat*t あり UN
モデル M1	260.0	262.4	260.0	262.4
モデル M2	256.0	258.0	250.0	251.9

（無構造モデル）の各場合について，交互作用項 treat*t があるときとないときのモデルから算出された AIC の値を与えました．表より，次のことが分かります．

- M1 モデルと M2 モデルのいずれの場合にも，また treat*t のある，なしにかかわらず VC 構造をもつモデルの AIC 値が UN 構造をもつモデルの AIC 値よりも小さい．このことは，この程度の少数症例には，時点間の相関を考慮する UN 構造よりも，単純でパラメータ数が少ない VC 構造で解析する方が良いことを示しています．
- treat*t あり，なしにかかわらず M2 モデルの AIC 値の方が M1 モデルの AIC 値より小さい．
- $AIC_1 = 260.0 > AIC_2 = 250.0$ です．また，$AIC_2 = 250.0$ は，treat*t ありの場合の VC モデルによって与えられています．よって，分散共分散行列に VC 構造をもつ，M2 モデルが採択されます．つまり $\alpha = 0$ としたモ

デルより $\alpha \neq 0$ としたモデルの方がデータによく適合していること，すなわち栄養剤 A と B の効果の間に差があると判定した方が良いことを示しています．

以上の結果，栄養剤 A と B の効果は異なると判定します．栄養剤 A の効果の方が B の効果より大きいかどうかを見るには，固定効果のアウトプットを見る必要があります．

固定効果のアウトプット

AIC で選択されたモデルは M2，かつ交互作用項 treat*t をもち相関構造が VC のモデルです．このモデルに基づく固定効果のアウトプットを表 4.6 に与えました．また，固定効果の Type 3 検定（効果と時間の要約検定）結果のアウトプットを表 4.7 に与えました．表 4.6，4.7 より，次のことが分かります．

表 4.6 固定効果の解

効果		t	推定値	標準誤差	自由度	t 値	Pr> |t|
Intercept			16.568	3.711	17	4.46	0.0003
treat	A		−3.924	3.146	17	−1.25	0.229
treat	B		0	.	.	.	.
pre1			0.188	0.185	17	1.01	0.3255
t		1	−8.010	2.961	18	−2.71	0.015
t		2	0	.	.	.	.
treat*t	A	1	4.700	4.187	18	1.12	0.2764
treat*t	A	2	0	.	.	.	.
treat*t	B	1	0	.	.	.	.
treat*t	B	2	0	.	.	.	.

表 4.7 固定効果の Type 3 検定

効果	分子の自由度	分母の自由度	F 値	Pr > F
treat	1	17	0.45	0.512
pre1	1	17	1.02	0.326
t	1	18	7.31	0.015
treat*t	1	18	1.26	0.2764

- treatの項を見ると栄養剤Bの効果を0とするとき栄養剤Aの効果は−3.924と推定されています．つまりA剤の効果は負です．このことと，AIC法でモデルM2が選択されたことからA剤はB剤よりも「術後の8OHdG値を低下させる」と判定できます．
- treatの項の右端に，通常の統計的検定のp値=0.229がアウトプットされています．つまり，課題4.2に対するAIC法による判定は，通常の統計的検定ではp値=0.23を「効果あり」と判定していることが分かります．有意水準5%の検定に慣れた読者は，度胆を抜くと思います．しかし，例えば薬事法の下で行われる臨床試験（治験）は，多くの場合，第一種の誤りの確率を5%，第二種の誤りの確率を20%に定めて設計されます．検証を目的とする治験でも第二種の誤りの確率を20%程度見込んでいるのです．これは，5回に1回程度の見逃しを受容しなければ必要症例数が非実現的レベルに達するための処置，および薬剤効果の検定では効かない薬剤を効くと誤判定する誤りの方が効く薬剤を効かないと誤判定するよりも深刻な誤りであるということが背景になっています．この論理を症例数が極めて少ないパイロット試験などの場合に適用しても，有意義な結果はほとんど得られません．パイロット試験は検証的な試験ではなく探索的な試験です．p値のことは忘れてAIC法による判定を採用することを勧めます．
- 時点2postが，両群の患者の8OHdG値に有意な「負の影響」を与えていることが分かります．時点の影響については，次節での追加解析を見てください．

選択されたモデルに基づく8OHdG値の推移

図4.6に選択されたモデルに基づく8OHdG値の推移を与えました．図から1preの値をそろえたとき（調整したとき）栄養剤A，Bは術直後の8OHdG値を下げること，8OHdG値は手術からの日数がたつにしたがって上昇し栄養剤Bの場合は術後13日目でほぼ術前のレベルに戻ること，しかし栄養剤Bの上昇はAに比べてゆるやかで13日経ってもまだ術前のレベルに戻っていない様子が分かります．

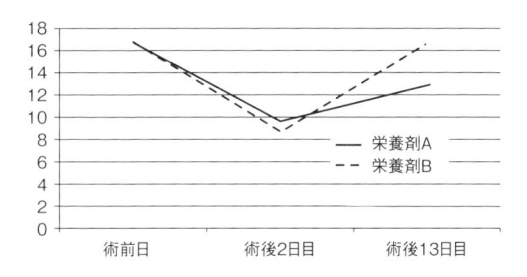

図 **4.6** 選択されたモデルに基づく 8OHdG 値の推移

各群に 10 例しかないパイロット比較試験ではこの程度の知見が得られればしめたものです．これ以上のことをする必要はないと思います．しかしながら，このような結果を学会誌に投稿すると，例えば表 4.7 を見た査読者から $p=0.512$ なのに A,B 剤に差があるなど，とんでもないという指摘が出ることは火を見るより明らかです．そこで，選択されたモデルに従来の統計解析の考え方を適用して再解析します．

再解析

従来の統計解析の考えにしたがって p 値が大きい 1pre と treat*t を選択されたモデルから除外して再解析します．

本文では，このデータは 1pre で調整する必要があることをポイントの一つにあげ，1pre を取り込んだ混合効果モデルを作成してデータを解析しました．したがって，1pre をモデルから外すことに違和感をもつ読者もいるかもしれません．しかし，データから得られた情報に基づいて，データを取る前にもっていた情報を修正することは医療データでは，自然なことです．同様なことは treat*t についてもいえます．1pre と treat*t を選択されたモデルから除外して再解析します．結果を表 4.8 および 4.9 に与えました．表より次のことが分かります．

- 交互作用項をもたないモデルで再解析されているので表 4.8 と表 4.9 の p 値は一致します．
- treat の p 値$=0.223$ は上記 0.512 から大きく下がった．しかし，なおかつ

表 4.8　再解析：固定効果の解

効果	t	推定値	標準誤差	自由度	t 値	Pr> |t|
Intercept		18.495	1.820	18	10.16	< 0.0001
treat	A	−2.650	2.102	18	−1.26	0.223
treat	B	0	.	.	.	.
t	1	−5.660	2.102	18	−2.69	0.014
t	2	0	.	.	.	.

表 4.9　再解析：固定効果の Type3 検定

効果	分子の自由度	分母の自由度	F 値	Pr> F
treat	1	18	1.59	0.223
t	1	19	7.25	0.014

AIC 法の判定では p 値=0.22 を「差あり」と判定していることが分かります．有意水準 5%の検定に慣れた読者は，度胆を抜くと思いますが，この程度の大きさの p 値なら統計解析に見識をもつ査読者なら受け入れてくれます．パイロット試験は検証的な試験ではなく探索的な試験です．検証的な試験の論理を探索的な試験の解析に適用すべきではありません．p 値のことは忘れて AIC 法による判定を採用することを勧めます．

- treat の項を見ると栄養剤 B の効果を 0 とするとき栄養剤 A の効果は −2.65 と推定されています．つまり A 剤の効果は負です．このことと，AIC 法でモデル M2 が選択されたことから A 剤は B 剤よりも「術後の 8OHdG 値を低下させる」と判定できます．

- 時点 1（すなわち 2post）での p 値は有意水準 5%の検定でも有意で，その係数は負 (−5.66) です．つまり，上で見たように 8OHdG 値は術後 2 日目に有意に低下しており，日が経つにしたがって緩やかに上昇します．

- なお，再解析は混合効果モデル (4.6) 式から 1pre (x_{i0}) を除外し，treat を持つモデルで解析しましたが，このときの AIC は 255.4 でした．慎重を期すため同じ除外モデルで treat をもたないモデルから AIC を算出したところ AIC=260.4 で treat をもつモデルの AIC の方が小でした．このことからも，上で得た結果を裏づけることができます．

第 4 章の要点

　本章では，対応がない経時データについて，しかも症例数が極めて少ない場合に焦点を当て，同等性の検証法および優越性の検証法を紹介しました．検証的な臨床試験，あるいは症例数がかなり多い場合の対応がない経時データの解析のための数理や応用に関心を持つ読者は，本シリーズ第 2 巻『臨床試験のデザインと解析』に詳しい解説があるので参照してください．特に，第 8 章「繰り返し測定データ」には，統計ソフト R の混合効果モデルを用い実データを解析した例も与えられています．

　本章の要点は，次の通りです．

- 検証的な研究の基本は，症例数の設定です．通常，症例数は有意水準 5%，検出力 80% を満たすように設定されます．プロトコルには症例数設定の根拠の記述が必須です．統計的検定（p 値）は，このようにして設定された症例数に対してしか妥当性をもちません．
- 医師主導の臨床試験では，症例数が限られることが多く，時には課題 4.1 に見られるような少数症例で臨床試験が行われることがあります．例えこのような少数症例の試験でも探索を目的とするパイロット研究と位置付けると大きな意義をもちます．
- パイロット研究のような少数症例で実施される探索的研究に，検証的な有意水準 5% の優越性の検定を適用すると，実際には差があるものを 2 回に 1 回以上の確率で見逃してしまうため有意義な結果が得られず研究が水泡に帰すことになります．研究目的に同意し，研究に参加した患者に対する裏切り行為ともなります．侵襲がともなう試験では特に深刻です．また，同等性の検証においても帰無仮説が棄却されないからといって同等と判定すると大きな誤りをおかします．
- パイロット研究のような少数症例で実施される探索的研究では，検証的研究とは異なる方法で解析するべきです．その方法の一つとして，本章では AIC を利用する同等性と優越性の判定法を紹介しました．
- AIC を利用する方法は，両群の症例数を 10 とする最も単純な二標本検定

の場合には有意水準18%のt検定に対応します，つまり優越性の検定の場合，5回に1回程度生じるfalse positiveを受容する判定となります．「症例数が極少なのだから，この程度の確率で生じるfalse positiveはしょうがない．この一つの研究では決め手にならない」しかし「類似の研究の多くが同じ判定を示せば証拠力は上がる」わけですし「主研究を実施するかどうかを判断するための知見として価値ある情報」であると，開き直って考えることが重要です．

同等性の検証の場合は，有意水準を18%に上げることによって検出力を増加させることができAICの適用は，同等でないものを同等と誤って判断する誤りの確率を押さえることができるという点で優れた方法です．例え同等性マージンの設定が可能で同等性検定が適用出来ても，極少数症例の場合には有意義な結果は期待できません．

本章で使用した統計技法，およびその参照文献は以下の通りです．

- 同等性試験：『臨床試験のデザインと解析』(角間・服部 共著，バイオ統計シリーズ第2巻)，5章，pp.83〜97．
- 回帰モデル：『バイオ統計の基礎』(柳川・荒木 共著，バイオ統計シリーズ第1巻)，7.1節〜7.4節，pp.191〜220．
- 混合モデル：『臨床試験のデザインと解析』(角間・服部 共著，バイオ統計シリーズ第2巻)，8章，pp.151〜182．

[1] Takeshi Nagano, Hiromasa Fujita, Toshiaki Tanaka, Satoru Matono, Kazutaka Murata, Nobuya Ishibashi, Kazuo Shirouzu and Takashi Yanagawa: A randomized controlled trial comparing antioxidant-enriched enteral nutrition with immune-enhancing enteral nutrition after esophagectomy for cancer: a pilot study, *Surgery Today*, DOI 10.1007/s00595-012-0424-1, 2012.

第 5 章　施設間差の調整

> **課題 5.1**
> 表 5.1 のデータは，ある抗胃潰瘍薬の多施設臨床試験からのデータで 4 つの相異なる施設で実施されている．この抗胃潰瘍薬の治癒率はプラセボの治癒率よりも大きいか？

一つの施設では十分な症例数が得られないため課題 5.1 のようにいくつかの施設にわたってランダム化臨床試験が実施されることがよくあります．このとき，施設によってプラセボの治癒率や，試験薬の治癒率が「ゆゆしく異なってくる」場合があります．この場合を施設間差があるといいます．施設間に差があるとき，薬剤の有効性の評価はこの差を無視して行うと間違うことがあります．

一般に臨床試験において薬剤の効果を比較するとき，両群の背景因子の分布の一致性を示しておく必要があります．背景因子の偏りの影響，例えば，試験薬に効果がないのに試験薬群の方に若年者が多かったため治癒が早く試験薬の効果が大きくなったなどの見せかけの効果が生じるのを防ぐため必須の

表 5.1　抗胃潰瘍薬の多施設臨床試験
T: 試験薬，P: プラセボ

	施設 1 T	施設 1 P	施設 2 T	施設 2 P	施設 3 T	施設 3 P	施設 4 T	施設 4 P
治癒数 (割合)	70 (0.47)	45 (0.31)	19 (0.53)	9 (0.27)	11 (0.55)	6 (0.30)	80 (0.65)	33 (0.44)
被験者数	149	145	36	33	20	20	123	75

配慮です．例え，試験がランダム化されていても，効果や副作用の比較を行う前に両群の背景因子の一致性を吟味しておくことが重要です．

施設間差についても同様です．表 5.1 では，試験薬の治癒率は施設によって 0.47 〜 0.65，プラセボの治癒率は 0.27 〜 0.44 の範囲にわたってばらついています．施設によって治癒率間にかなり大きな違いがあるようですが，この違いは果たして「ゆゆしい違い」であるのか，つまり施設間に差があるのかどうかを有効性の比較を行う前に問うておくことが重要です．

注意 5.1 課題 5.1 のデータは，著者が約 20 年ほど前に東京理科大医薬統計コースで「カテゴリカルデータの解析」を講義していたとき受講生から手に入れたデータです．このコースには修士課程と博士課程が設置されていましたが，受講生の多くは製薬企業で統計解析にかかわる社会人学生でした．多施設臨床試験は，現在では各施設ごとにランダム化して実施されることが多いのですが，20 年以上前は大変おおらかに行われていました．課題 5.1 のデータは，施設 1〜3 に注目すると試験薬群とプラセボ群の症例数がほぼ等しく，施設ごとにランダム化されているとも推察されるのですが，施設 4 は試験薬群とプラセボ群の症例数が本質的に異なっていて，この施設内でランダム化した試験が実施されたとは到底考えられません．このような意味で課題 5.1 のデータは，現在のレベルからすれば，若干いかがわしいデータですが，施設間差に関する統計的問題および解析の技法を紹介するためのデータとしては大変良いデータなので使用することにしました．

多施設臨床試験は，背景因子の分布の一致性を担保するため，各施設において試験薬群とプラセボ群をランダムに設定する場合（層別ランダム化）と層別ランダム化は行わず全体で試験薬群とプラセボ群をランダムに作成（単純ランダム化）して行う場合があります．

層別ランダム化の場合，各施設内では試験薬とプラセボ群の治癒率の比較可能性は保証されます．難点は，施設内のデータ数が少なく，施設ごとに検定を行うと検出力が低くなり，差が検出できない可能性が強いことです．そこで，各施設のデータを併合して治癒率の検定を行いたいという誘惑に駆ら

れます．

　他方，単純ランダム化の場合，データがとられたあとの主要評価項目の比較の前に，両群の背景因子の分布の一致性を示しておく必要があります．施設は主要な背景因子の一つです．もし，施設のインバランスがあれば検出された主要評価項目の差が，施設間差である可能性が否定できないことになります．

　本章では，まず施設間差があるにもかかわらず各施設のデータを併合して解析すると間違った結果が得られることを示す一つの例を与えます．次に「施設間差があるかどうか」の統計的検定法について考えます．最後に，施設間差を調整して抗胃潰瘍薬の治癒率を検定・推定する方法を紹介します．

　本章で紹介する考え方や方法は一般的な背景因子のインバランス調整に適用できます．

5.1　施設間差を無視すると誤る

　表 5.2 は，施設間差があるにもかかわらず，この差を無視してデータを併合すれば間違う危険があることを示すため人為的に作成した表です．

　表 5.1 と似た表ですが，表 5.2 は 3 施設の臨床試験を想定して作成されています．表より施設 1 では対照薬の改善ありは試験薬が対照薬よりも 5 ポイント負けています．施設 2, 施設 3 でもそれぞれ 20 ポイントと 5 ポイント負けています．つまり各施設で，試験薬は対照薬より劣っています．

　他方，表 5.3 を見てみましょう．この表は，施設間差を無視して表 5.2 の 3 施設を併合した表です．表より 試験薬の改善ありは対照薬より 10 ポイント高いことが分かります．つまり，施設を無視してデータを併合すると結果

表 5.2　医師主導型 3 施設臨床試験（人工データ）

	施設 1		施設 2		施設 3	
	試験薬	対照薬	試験薬	対照薬	試験薬	対照薬
改善あり	1 (0.05)	5 (0.10)	12 (0.40)	18 (0.60)	45 (0.90)	19 (0.95)
改善なし	19	45	18	12	5	1
計	20	50	30	30	50	20

表 5.3 医師主導型3施設臨床試験（人工データ）
表5.2の施設を無視した併合データ

	試験薬	対照薬
改善あり	58(0.58)	42(0.42)
改善なし	42	58
計	100	100

表 5.4 抗胃潰瘍薬の多施設臨床試験2
表5.1よりプラセボ群だけを取り出した表

	施設1	施設2	施設3	施設4
治癒	45 (0.31)	9 (0.27)	6 (0.30)	33 (0.44)
非治癒	100 (0.69)	24 (0.73)	14 (0.70)	42 (0.56)
被験者数	145	33	20	75

が逆転し試験薬が対照薬よりも優れていることを示しています．この逆転は，施設間差があるにもかかわらず，これを無視して単純にデータを併合したために生じました．

表5.2のデータは，結果が逆転することを示すために人為的に作ったデータです．現実の臨床試験では逆転が起こるような極端な場合は少ないと思われるかもしれません．しかしながら，極端でなくても検定した場合p値はかなり大きく変わります．

5.2 施設間差の検証はどのようにして行うか

施設間差があるかないかの検証はどのようにして行えばよいのでしょうか．課題5.1について考えます．プラセボ群は偽薬を与えただけの群なので施設間差があるかどうか検証するにはプラセボ群の治癒率が各施設で共通であるか，共通でないのかを見ておけばよいという考え方があります．これに対して，プラセボおよび試験薬群の両者を見ておくべき，という考え方もあります．後者の方が検出力が高くなり施設間差が出やすくなります．課題5.1のデータを，それぞれの場合に検定してみることにします．

5.2.1 プラセボ群だけに注目

表 5.4 は，表 5.1 よりプラセボ群だけを取り出した表です．第 i 施設の治癒率を p_i と表すと，施設間差に差がないという帰無仮説は

$H_0: p_1 = p_2 = p_3 = p_4.$

これに対して，施設間差があるという対立仮説は

$H_1: H_0$ が成り立たない

と表されます．この帰無仮説を対立仮説に対比する検定は Pearson のカイ二乗検定で行うことができます．統計ソフト JMP を使ってこの検定を行う方法を以下の 5.2.4 節に与えました．

計算の結果，カイ二乗統計量の値は $\chi_P^2 = 4.714$，自由度は 3 でした．この結果，施設間に有意な差は見られませんでした ($p = 0.194$)．したがって，プラセボの均一性に注目するとき「施設間には有意差はない」ということになります．

5.2.2 プラセボ群と試験薬群の両者に注目

次に，プラセボ群と試験薬群の両方に注目する場合について考えます．このとき，施設間差がないという帰無仮説は

$H_0: p_{11} = p_{12} = p_{13} = p_{14}; \ p_{21} = p_{22} = p_{23} = p_{24}$

と表されます．ただし，p_{1j}，p_{2j} は j 番目の施設のプラセボ群の治癒率と試験薬群の治癒率を表します．プラセボ群の場合と同様にして試験薬群について Pearson のカイ二乗統計量の値を求めると $\chi_T^2 = 8.948$ でした．プラセボ群と試験薬群は独立ですからプラセボ群と試験薬群の両者を考慮するカイ二乗統計量は $\chi_P^2 4$ と χ_T^2 の和で表され，自由度も両者の自由度の和で表されます．すなわち

$\chi^2 = \chi_P^2 + \chi_T^2 = 13.662$, 自由度=3+3=6

となり，施設間に有意差があることことが分かります ($p=0.034$)．

5.2.3 どの施設が原因で施設間差が生じたか

施設間に有意差があることが分かったとき，次に問われるのは，どの施設

表 5.5 抗胃潰瘍薬の多施設臨床試験 3: 表 5.1 の T 群に関する観測値と期待値の隔たり (観測値 − 期待値)^2/期待値

	施設 1	施設 2	施設 3	施設 4
治癒	1.69	0.03	0.00	2.31
非治癒	2.06	0.04	0.00	2.82

とどの施設の間に有意な差があり，どの施設とどの施設は施設間差がないかという問題です．本節では，この問題について考えます．

上で適用したカイ二検定の統計量は，次のように表されます．

$$\chi^2 = \sum_{i=1}^{2} \sum_{j=1}^{4} \frac{(O_{ij} - E_{ij})^2}{E_{ij}},$$

ただし，O_{ij}, E_{ij} は (i,j) セルの観測値と期待値です．E_{ij} は，帰無仮説が成立するとしたとき (i,j) セルに入ることが期待されるデータの個数です．したがって，$(O_{ij} - E_{ij})^2/E_{ij}$ は，施設間差がないとき期待される数値と現実に観測された数値との乖離の大きさを表す尺度です．この尺度の値が大きければ (i,j) セルではデータが帰無仮説を支持しない，つまり施設間差があることを示唆するということになります．

どの施設が他の施設から外れているかを見るために，各セルごとにこの隔たりの尺度を算出することにします．ただし，施設間差は P 群では見られず，P 群と T 群を考慮したときに検出されたことから施設間差は T 群に現れていると考え，T 群だけについて各セルごとに隔たりの尺度を算出しました．結果を，表 5.5 に与えました．表より，他の施設と比べると施設 4 の治癒，非治癒の隔たりが他施設よりもかなり大きく，施設 4 が他の施設から外れていることが示唆されます．

以上の知見に基づいて，施設 1〜施設 3 について，上と同様にして P 群と T 群をともに考慮して施設間差があるかどうかをカイ二乗検定を適用して検定しました．結果は，次の通りです．

$$\chi^2 = 0.733, \quad 自由度=2, \quad p 値=0.693$$

検定の結果，有意でなく p 値も大きいので施設 1〜施設 3 には施設間差がな

いとみなすことにします．

ちなみに，T 群についてこの 3 施設の共通の改善率と施設 4 の改善率が等しいかどうかを 2 標本比率のカイ二乗検定を用いて検定すると

$$\chi^2 = 8.208, \quad 自由度=21, \quad p 値=0.006$$

となり，施設 4 と他の 3 施設との間には T 群の改善率に有意な差があることが分かります (p=0.006)．

5.2.4　JMP を使ってカイ二乗検定を行う方法

上でくり返し Pearson のカイ二乗検定を行いました．この検定は PC が存在しない時代に提案され手計算と数表を利用して p 値を求めることができますが，本節では統計ソフト JMP を使って表 5.4 に与えられたプラセボのデータから Pearson のカイ二乗検定を行う方法を紹介します．手順は以下の通りです．

- 表 5.4 のデータを JMP のデータシートにインプットします．その手順は，次の通りです．JMP を立ち上げ，メニューから [ファイル (F)]⟶ [新規作成 (N)]⟶ [データテーブル (D)] を選択するとデータシートが表れるので図 5.1 のようにデータをインプットします．このとき，「施設」と「治癒」のデータタイプと尺度をそれぞれ「文字」，「名義尺度」，頻度のデータタイプと尺度を「数値」，「順序尺度」と指定しておきます．
- データシートの上方にあるメニューの中から [分析 (A)] を選択し，画面に現れたメニューの中から [2 変量の関係] をクリックします．
- 図 5.2 の画面が出るので，図のように [Y，目的変数] に治癒，[X，説明変数] に施設，[度数] に頻度をインプットして [OK] をクリックすると計算結果がアウトプットされます．
- 図 5.3 にアウトプットの一部を示しました．図より，Pearson 統計量のカイ二乗の値が $\chi 2 = 4.714$，p 値の値が $p = 0.194$ であることが分かります．

第5章 施設間差の調整

図 5.1 データのインプット

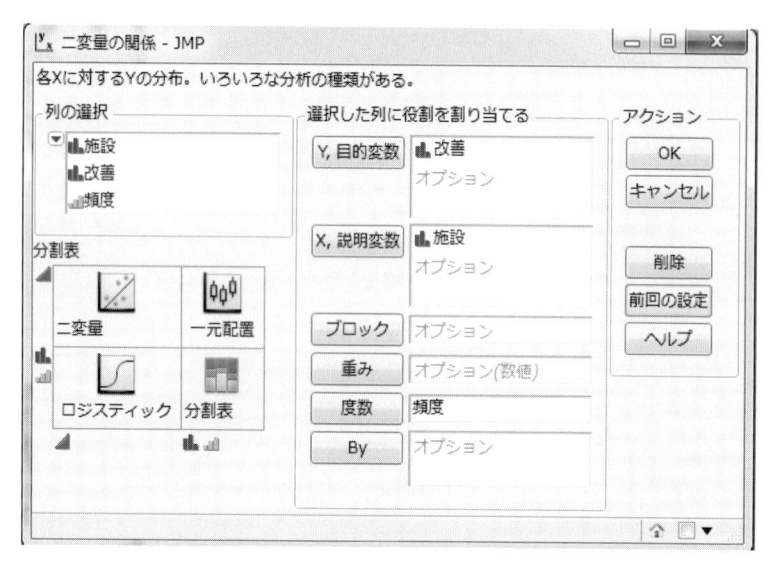

図 5.2 [二変量の関係] のインプット

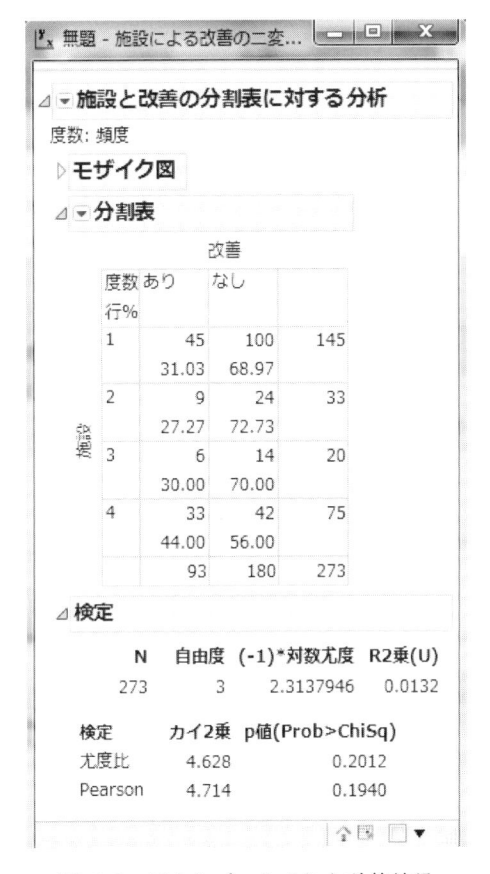

図 5.3 アウトプットされた計算結果

5.3 Mantel-Haenszel 法による施設間差の調整

5.3.1 Mantel-Haenszel 法

　施設間差があったり，年齢や性別などの背景因子にインバランスがある場合，マンテル-ヘンツエル法 (Mantel-Haenszel procedure) による施設間差の調整がよく行われます．この方法は，層別によって背景因子の調整をして検定を行う方法です．本節では Mantel-Haenszel 法の適用について解説します．

Mantel-Haenszel 法の考え方は，次の通りです．

- 層別によって背景因子のインバランスの調整を行う．
- 層別を行うと，各層のオッズ比の値が層間で均一とみなせる場合が多いことに着目し，**共通オッズ比**とよばれる層間で均一なオッズ比を導入し，このオッズ比が 1 か，そうでないかの検定を行うことによって，背景因子のインバランスを調整しつつ薬剤の効果の検定を行う（Mantel-Haenszel 検定）．
- 共通オッズ比の推定を行う（Mantel-Haenszel 推定量）．
- 層間のオッズ比の均一性を，Breslow-Day 検定でチェックする．

5.3.2 課題 5.1 のデータへの適用

課題 5.1 のデータに Mantel-Haenszel 法を適用して施設間差を調整した改善率の検定を行ないます．Mantel-Haenszel 検定は手計算でも行うことができますが，本節では統計ソフト SAS と JMP を適用して解析する例を示します．なお，この検定は一部のソフトでは Cochran-Mantel-Haenszel 法，略して cmh 法とよばれることがあります．

大雑把なチェック

まず，大雑把にオッズ比の均一性をチェックします．各施設について，P 群に対する T 群の改善率のオッズ比を算出すると，$OR = 1.97$（施設 1），$OR = 2.98$（施設 2），$OR = 2.85$（施設 3），$OR = 2.54$（施設 4）となります．上で施設 4 と他施設間に有意差があることを示しましたが，オッズ比の値を見ると，施設 4 のオッズ比の値が他施設間の値より大きく異なっている様子は見られません．すなわち，施設間差があってもオッズ比の均一性は成り立ちそうです．Mantel-Haenszel 法は，1959 年に提案され，1990 年頃まで 20 年以上にわたって医学文献における引用率 No.1 の地位を独占していました．オッズ比の層間均一性に目をつけ比率の検定を共通オッズ比の検定としてとらえたことがこの方法の成功の秘訣で，背景因子のインバランスが多い医学データで頻繁に用いられました．

統計ソフト SAS を用いる解析

課題 5.1 のデータを SAS で解析します．まず，データを Excel のデータシート［課題 5.1 データ.csv］に準備します．次に SAS を立ち上げ，次のプログラムをインプットします．

SAS のインプットプログラム

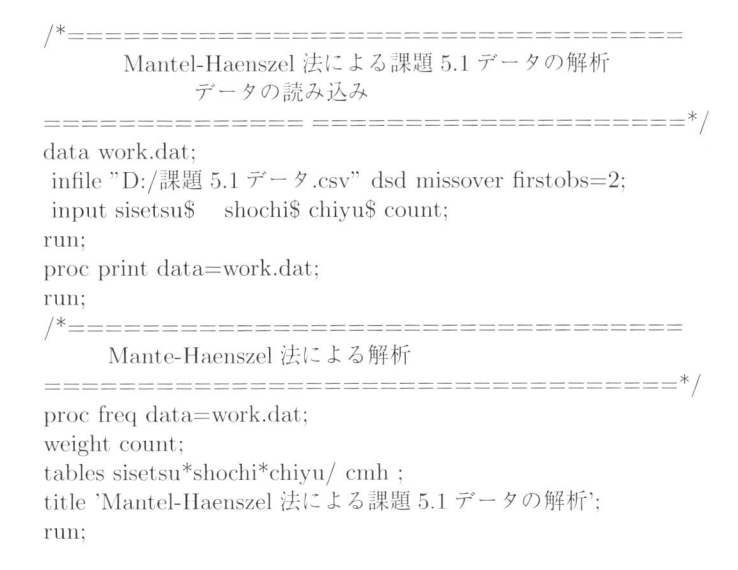

```
/*================================
       Mantel-Haenszel 法による課題 5.1 データの解析
              データの読み込み
==============================*/
data work.dat;
 infile "D:/課題 5.1 データ.csv" dsd missover firstobs=2;
 input sisetsu$   shochi$ chiyu$ count;
run;
proc print data=work.dat;
run;
/*================================
       Mante-Haenszel 法による解析
==============================*/
proc freq data=work.dat;
weight count;
tables sisetsu*shochi*chiyu/ cmh ;
title 'Mantel-Haenszel 法による課題 5.1 データの解析';
run;
```

SAS のアウトプット

SAS のアウトプットの一部を図 5.4 に与えました．

SAS のアウトプットの解釈

Mantel-Haenszel 検定の結果は，図 5.4 の相関統計量の値と p 値で与えられます．図より Mantel-Haenszel $\chi^2 = 22.58$, p 値 < 0.0001 であることが分かります．

また，図より Mantel-Haenszel 推定値はケースコントロール研究の行の右のセルより 0.45（信頼区間 (0.32, 0.62)）で与えられています．この値は表の上段にあるように（行 1/行 2）の値，すなわち試験薬に対するプラセボ

Mantel-Haenszel法による課題5.1データの解析

FREQ プロシジャ

shochi * chiyu の要約統計量
層別変数 : sisetsu

Cochran-Mantel-Haenszel 統計量（テーブルスコアに基づく）

統計量	対立仮説	自由度	値	p 値
1	相関統計量	1	22.5786	<.0001
2	ANOVA統計量	1	22.5786	<.0001
3	一般関連統計量	1	22.5786	<.0001

共通オッズ比と相対リスク

統計量	手法	値	95% 信頼限界	
オッズ比	Mantel-Haenszel	0.4455	0.3186	0.6230
	ロジット	0.4455	0.3185	0.6233
相対リスク (列1)	Mantel-Haenszel	0.6422	0.5307	0.7773
	ロジット	0.6457	0.5339	0.7809
相対リスク (列2)	Mantel-Haenszel	1.4186	1.2273	1.6396
	ロジット	1.4050	1.2166	1.6226

オッズ比等質性に対する Breslow-Day 検定

カイ2乗値	0.7571
自由度	3
Pr > ChiSq	0.8597

図 5.4　SAS のアウトプットの一部

のオッズ比の値です．試験薬の治癒ありをプラセボの治癒ありに比べるオッズ比は，これらの数字の逆数で与えられます，すなわちオッズ比の値は 2.22 (=1/0.45)，信頼区間の下限は 1.61 (=1/0.62)，上限は 3.12 (=1/0.32) となります．このオッズ比の値は上で手計算によって求めた値と丸め誤差を除くと一致することが分かります．

さらに，層間のオッズ比の均一性検定（Breslow-Day 検定）の p 値は $p = 0.86$ であること，すなわち層間のオッズ比は均一でないとはいえない，したがっ

5.3 Mantel-Haenszel 法による施設間差の調整　117

て Mantel-Haenszel 検定の結果は妥当であることが分かります．

JMP を使う Mantel-Haenszel 法の解析

統計ソフト JMP を使って施設間差を調整し，課題 5.1 を解析する手順は次の通りです．

- JMP を立ち上げ図 5.5 に示したデータシートを作成する．
- メニューから [分析 (A)] を選択し，[二変量の関係] を選びますクリックします．
- 図 5.6 の画面が出るので，図のように [Y, 目的変数] に治癒, [X, 説明変数] に処置, [度数] に頻度をインプットして [OK] をクリックすると計算結果がアウトプットされます（図 5.3 の上部）．これは，全施設のデータを合併した表の解析結果です．

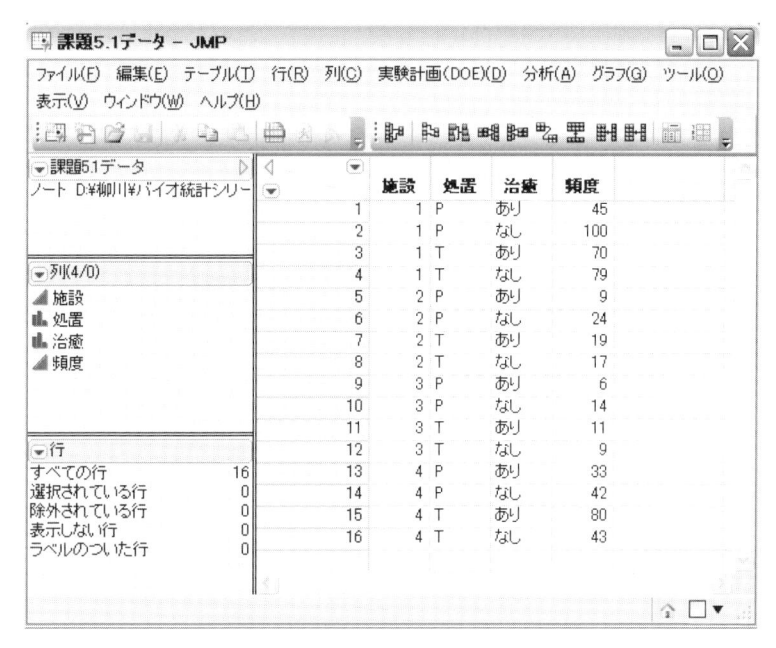

図 5.5　JMP による Mantel-Haenszel 検定のためのデータシート

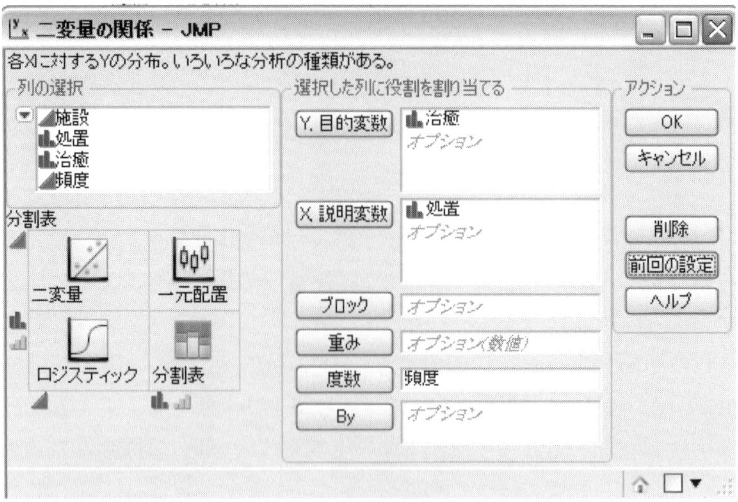

図 **5.6** JMP: [二変量の関係] のインプット

- Mantel-Haenszel 検定を行うには，図 5.7 の「処置と治療の分割表に対する分析」の左横にある赤い三角ボタンをクリックし，メニューから [Cochran-Mantel-Haenszel 検定] を選択すると画面 5.8 が出るので，施設を選択し OK をクリックします．アウトプットの一部が図 5.7 の下の部分に与えられています．
- なお，JMP では Breslow-Day 検定を行うことは出来ません．
- また，Mantel-Haenszel 推定値もアウトプットされません．しかし図 5.7 のアウトプットを利用して，手計算で次のようにして求めることができます．

$$\text{M-H 推定値} = \frac{\frac{100\times70}{294} + \frac{4\times19}{69} + \frac{14\times11}{40} + \frac{42\times80}{198}}{\frac{45\times79}{294} + \frac{9\times17}{69} + \frac{6\times9}{40} + \frac{33\times43}{198}} = 2.24.$$

解析結果の表し方

解析結果は，総合的に次の様に表すことができます．

- 施設 1～3 の間には差が見られなかったが，施設 1～3 と施設 4 の間には有意な施設間差があった．施設間差を調整した結果，試験薬の治癒率はプラ

5.3 Mantel-Haenszel 法による施設間差の調整　119

処置と治癒の分割表に対する分析

度数: 頻度

分割表

度数	治癒 あり	なし	
処置 P	93	180	273
処置 T	180	148	328
	273	328	601

検定	カイ2乗	p値(Prob>ChiSq)
尤度比	26.301	<.0001*
Pearson	26.032	<.0001*

Cochran-Mantel-Haenszel 検定

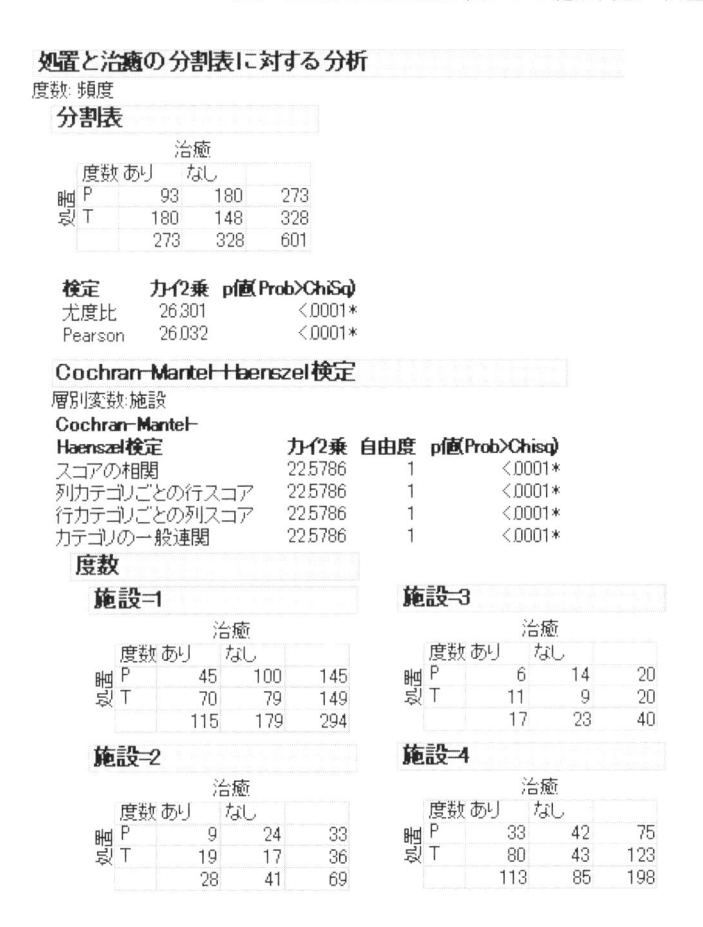

層別変数: 施設

Cochran-Mantel-Haenszel検定	カイ2乗	自由度	p値(Prob>Chisq)
スコアの相関	22.5786	1	<.0001*
列カテゴリごとの行スコア	22.5786	1	<.0001*
行カテゴリごとの列スコア	22.5786	1	<.0001*
カテゴリの一般連関	22.5786	1	<.0001*

度数

施設=1

度数	あり	なし	
処置 P	45	100	145
処置 T	70	79	149
	115	179	294

施設=2

度数	あり	なし	
処置 P	9	24	33
処置 T	19	17	36
	28	41	69

施設=3

度数	あり	なし	
処置 P	6	14	20
処置 T	11	9	20
	17	23	40

施設=4

度数	あり	なし	
処置 P	33	42	75
処置 T	80	43	123
	113	85	198

図 5.7　JMP: Mantel-Haenszel 検定結果

セボの治癒率より有意に大きかった ($p < 0.0001$).
- 上の表し方で十分ですが,しばしば試験薬の治癒率はプラセボより何ポイント大きかったのか,という質問が出ます.その解答のために,次の様な対策が有効です.

　・施設 1〜3 の間には差が見られなかったので,施設 1〜3 のデータをプールすると

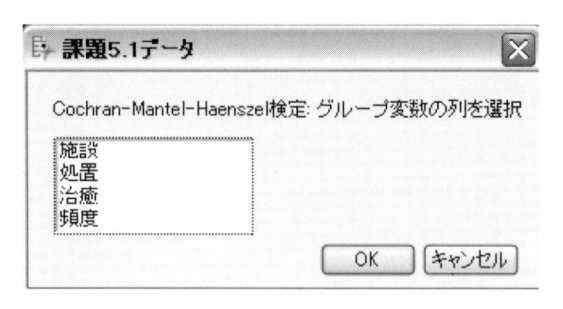

図 5.8 JMP: 層（グループ変数）の選択

$$試験薬の有効率 == \frac{70+19+11}{149+36+20} = 0.49$$

$$プラセボの有効率 == \frac{45+9+6}{145+33+20} = 0.30$$

よって，施設 1〜3 では試験薬の治癒率はプラセボより 19 ポイント高い．
・これに対して，施設 4 では

$$試験薬の有効率 - プラセボの有効率 = \frac{80}{123} - \frac{33}{75} = 0.21$$

より，試験薬の治癒率はプラセボより 21 ポイント高い．

5.4 ロジスティックモデルによる施設間差の調整

PC が発展・普及した 1990 年以降は，多施設臨床試験データの解析には，Mantel-Haenszel 法を拡張したロジスティックモデルによる解析が行われる事例が増加しました．しかしながら，ロジスティックモデルによる解析結果はロジスティックモデルという数学モデルに依存します．妥当な結果を引き出すにはバイオ統計学に対するかなり高いレベルの教養が必要です．本節では課題 5.1 のデータをロジスティックモデルを用いて解析する方法を紹介します．

処置群と施設を表す変数（ダミー変数）treat と (z_1, z_2, z_3) を次のように定めます．

5.4 ロジスティックモデルによる施設間差の調整

$$\text{treat} = \begin{cases} 1: & \text{T 群} \\ 0: & \text{P 群} \end{cases} \quad (z_1, z_2, z_3) = \begin{cases} (1,0,0): & \text{施設 4} \\ (0,1,0): & \text{施設 3} \\ (0,0,1): & \text{施設 2} \\ (0,0,0): & \text{施設 1} \end{cases}$$

このとき,施設の影響を調整するロジスティックモデルとして,次のモデルを考えます.

$$\log \frac{P(\text{治癒} \mid \text{treat}, z_1, z_2, z_3)}{1 - P(\text{治癒} \mid \text{treat}, z_1, z_2, z_3)} = \alpha_0 + \alpha_1 \text{treat} + \beta_1 z_1 + \beta_2 z_2 + \beta_3 z_3$$
$$+ \gamma_1 \text{treat} * z_1 + \gamma_2 \text{treat} * z_2 + \gamma_3 \text{treat} * z_3, \tag{5.1}$$

ただし,$P(\text{治癒} \mid \text{treat}, z_1, z_2, z_3)$ は,treat, z_1, z_2, z_3 を与えたときの治癒率を表します.このモデルは,treat の効果 (α) を,施設 (z_1, z_2, z_3) および treat と施設の交互作用 ($\text{treat} * z_1$, $\text{treat} * z_2$, $\text{treat} * z_3$) の影響を調整して調べるためのモデルです.ロジスティックモデルによる解析は,一般にこのような大きなモデルからスタートして治癒率とは関連性をもたない(すなわち p 値が大きい)変数を除くことを繰り返し,できるだけ小さなモデルを選択し,選択されたモデルに基づいて解釈を与えます.

SAS の PROC LOGIT を用いる解析

モデル (5.1) による解析

SAS の PROC LOGIT を用いて解析しました.データのインプットを表 5.6 に与えました.インプットプログラムでは

$$z_4 = \text{treat} * z_1, \quad z_5 = \text{treat} * z_2, \quad z_6 = \text{treat} * z_3$$

とおいています.主要なアウトプットを表 5.7 に与えました.

表 5.7 のアウトプットは,有意なものは intercept を除くと treat だけであることを示しています.つまり施設間差を表すパラメータは有意ではありません.このことから,施設間差なし,と結論したいところですが注意が必要です.一般に, (5.1) 式のモデルのような大きなモデルを用いて解析しても高

表 5.6　SASのインプット

```
data sisetukansa;
input z_1 z_2 z_3 treat chiyu n @@;
z_4 = treat * z_1;
z_5 = treat * z_2;
z_6 = treat * z_3;
datalines;
0 0 0 1 70 149 0 0 0 0 45 145
0 0 1 1 19  36 0 0 1 0  9  33
0 1 0 1 11  20 0 1 0 0  6  20
1 0 0 1 80 123 1 0 0 0 33  75
;
proc print data=sisetukansa;
run;

proc logistic;
class treat (ref='0');
model chiyu/n = z_1 z_2 z_3 z_4 z_5 z_6 treat  / ;
run;
```

表 5.7　(5.1) 式のモデルから得られた主要なアウトプット

パラメータ	推定値	SE	p 値
Intercept	−0.4597	0.1216	0.0002
z_1	0.5573	0.2938	0.0578
z_2	−0.0488	0.5199	0.9252
z_3	−0.1823	0.4301	0.6716
z_4	0.1844	0.3860	0.6328
z_5	0.3704	0.7066	0.6001
z_6	0.4145	0.5687	0.4661
treat	0.3388	0.1216	0.0053

い検出力は得られないからです．以下をみれば分かるように，このモデルから結論を導くと誤ります．

p 値が 0.4 以上となる変数を除いた再解析

次に，表 5.7 において p 値が 0.4 以上となる変数を除いて得られるモデル，すなわちモデル (5.1) から z_2, z_3, z_4, z_5, z_6 を除いて得られるモデルを用

5.4 ロジスティックモデルによる施設間差の調整

表 5.8 モデル (5.1) から z_2, z_3, z_4, z_5, z_6 を除いて得られるモデルから得られる主要なアウトプット

パラメータ	推定値	SE	p 値
Intercept	-0.4420	0.1042	< 0.0002
z_1	0.6372	0.1796	0.0004
treat	0.4047	0.0.0856	< 0.0001

treat についてのオッズ比 (95%信頼区間): 2.246 (1.606, 3.142)

いてロジスティック解析を行いました.主要なアウトプットを表 5.8 に与えました.

表 5.7 では有意でなかった z_1 (p 値=0.058) が表 5.8 では有意 (p 値=0.0004) となっていることに注意してください.

表 5.7 では,z_2, z_3 は有意ではありませんでした.つまり,施設 1 と施設 2 および施設 1 と施設 3 の間は有意差はないということになります.したがって,施設 1~3 は施設間差がないとしてひとくくりにできます.これに対して z_1 が有意であることは施設 1 と施設 4 の間に有意差があることを表します.さらに表 5.8 から施設差を調整した treat,すなわち T 群と P 群の間には有意差があること (p 値 < 0.0001),しかも treat のパラメータ推定値が正であることから T 群の治癒率は P 群の治癒率より有意に大きいこと,施設間差を調整した調整オッズ比の値が 2.246 で,その 95%信頼区間が (1.606, 3.142) で与えられることも分かります.なお,上述の Mantel-Haenszel 法では共通オッズ比の推定値は 2.245 でした.両者が同じ結果を与えていることが分かります.

注意 5.2 上では treat を treat $= 1$ (T 群),treat $= 0$ (P 群) としてデータを SAS にインプットしました.しかし SAS の PROC LOGISTIC の計算アルゴリズムでは treat $= 1$ (T 群),treat $= -1$ (P 群) のように割り付けて計算を行い,計算結果をアウトプットしています.したがって,対数オッズ比の値はアウトプットの treat のパラメータ推定値 0.4047 を 2 倍した値,いいかえればオッズ比は $\exp(2 * 0.47) = 2.246$ になります.

5.4.1 ダミー変数の与え方を変えると解析結果が変わる

ロジスティックモデルによる解析は，統計ソフトが発展，普及した今日，大変ハンディで医療の研究に多用されています．しかし，解析結果が数学モデルに依存することを理解せずに使われている事例も多く，使用には注意が必要です．

上でロジスティックモデルによる調整法は，Mantel-Haenszel 法による調整法と同一の結果を与えることが分かりました．しかし，このことには裏で操作しているという事実が隠れています．そのポイントはダミー変数の与え方にあります．本節では，上で与えたダミー変数とは異なるダミー変数を与えることによってこのことについて考えたいと思います．

施設を表すダミー変数を新しく，次の様に定義します．ただし，treat は上と同一とします．

$$(z_1^*, z_2^*, z_3^*) = \begin{cases} (1,0,0) : & 施設1 \\ (0,1,0) : & 施設2 \\ (0,0,1) : & 施設3 \\ (0,0,0) : & 施設4 \end{cases}$$

このダミー変数を用いて，上と同様にロジスティックモデル (5.1) 式で解析します．結果を表 5.9 に与えました．

表 5.9 から，上と同様に $p > 0.4$ の項を除外して説明変数を z_1^*, z_2^*, z_3^*, treat とするロジスティックモデルによって再解析しました．結果を表 5.10 に与えました．表より，次のことが分かります．

- treat の係数の推定値および p 値は，表 5.8 と同一．つまり，最も関心がある薬剤の効果はダミー変数の与え方に依存しない．
- ダミー変数 z_1^* と z_2^* は有意，しかし z_3^* は有意でない．つまり，施設4と施設1および施設4と施設2の間に有意な施設間差があるが，施設4と施設3の間には施設間差はない．この結果は，ダミー変数 z_1, z_2, z_3 を用いた

5.4 ロジスティックモデルによる施設間差の調整

表 5.9 ダミー変数 z_1^*, z_2^*, z_3^* を用いる (5.1) 式による解析アウトプット

パラメータ	推定値	SE	p 値
Intercept	0.190	0.150	0.205
z_1^*	-0.557	0.294	0.058
z_2^*	-0.740	0.455	0.104
z_3^*	-0.606	0.541	0.262
z_1^* * treat	-0.184	0.386	0.633
z_1^* * treat	0.230	0.595	0.699
z_1^* * treat	0.0.186	0.728	0.798
treat	0.431	0.150	0.004

表 5.10 ダミー変数 z_1^*, z_2^*, z_3^* を用いる再解析のアウトプット

パラメータ	推定値	SE	p 値
Intercept	0.195	0.147	0.186
z_1^*	-0.661	0.191	0.001
z_2^*	-0.610	0.290	0.035
z_3^*	-0.510	0.358	0.154
treat	0.405	0.086	< 0.0001

上の結果と異なる．

なぜ結果が異なったのか

数学モデルを使わないプリミティブな施設間差の検定および Mantel-Haenszel 法による調整結果で示されたように課題 5.1 データは，施設 1〜3 の間には施設間差はなく，これらの施設と施設 4 の間に施設間差があることが示唆されます．

ダミー変数 z_1, z_2, z_3 を用いると，このことが表現できます．

しかしながら，ダミー変数 z_1^*, z_2^*, z_3^* では，施設 1〜3 の間に施設間差がなく，これらの施設と施設 4 の間に施設間差があることを表現できません．結果が異なったのはこのことが原因です．なお，上の解析では評価項目 treat に関する結果は本質的に同一でしたが，いつもそうであるとは限りません．

上のことから分かるように，ロジスティックモデルを用いるデータの解析においては，次の注意が必要です．

- ロジスティックモデルで得られた結果は，想定した数学モデルに依存しており間違うことがある．
- 間違わないためには，ロジスティックモデルを適用する前に，数学モデルを用いないプリミティブカイ二乗検定や Mantel-Haenszel 検定を行ってデータの特徴をよくつかみ，その特徴を反映したモデルを立てて解析することが重要である．

5.5 有効率の差へのこだわり

前節で紹介した Mantel-Haenszel 法やロジスティックモデルによる方法は，施設間差がある場合，オッズ比の均一性に注目して施設間差の調整を行う方法でした．この方法は，検定の場合，検定の結果をそのまま受け入れて何の問題も起きないのですが，施設間差を調整した上で T 群と P 群の治癒率の差の大きさを評価することに興味を持つ研究者にとっては困った問題が生じます．オッズ比の値が推定できても，治療率の差の推定は出来ないからです．

多施設非劣性試験が行われ，施設間に差があり，施設間差を調整して非劣性を検定を行いたいときには，検定においても問題が生じます．以下に述べる非劣性マージンがオッズ比に対して与えられていればよいのですが，多くの場合治癒率の差に対してしか与えられないからです．

本節では，次の課題 5.2 を考えることによって，非劣性マージンが治癒率の差に対して与えられた場合に，施設間を調整した上で非劣性の検証を行う方法を二つ紹介します．第一の方法は非劣性の仮説を立てて検定する方法です．第二の方法は，信頼区間を利用して非劣性を検証する方法です．なお，課題 5.2 では体重を 3 クラスに分類し，層別ランダム化試験が行われていますが体重の三つの層を施設 1, 施設 2, 施設 3 と読み替えればよいのでここでは施設間差ということばを用いて説明します．

課題 5.2

表 5.11 のデータは，ある試験薬の 2 群平行実薬対照非劣性試験から得られたデータである．この試験薬は，薬理試験において有効性が体重に依存することが明らかにされており，また対照薬の有効性も体重に依存することが知られていたため，体重を 3 クラスの層に分類しておき，各層でランダム化試験が行われている（層別ランダム化試験）．試験薬は対照薬と比べて非劣性であるか？ ただし，非劣性マージンは各層共通で，7.5% とする．

表 5.11 2 群平行実薬対照非劣性試験

	60kg 未満		60kg ～ 100kg		100kg 以上	
	試験薬	対照薬	試験薬	対照薬	試験薬	対照薬
有効	141	138	349	347	37	29
無効	32	30	114	116	20	18
計	173	168	463	463	57	47

5.5.1 非劣性仮説の検定

「非劣性」はバイオ統計学の専門用語です．まず，非劣性の考え方を説明します．

非劣性仮説

試験薬 A の有効率と対照薬 B の有効率がほぼ同一の場合，通常の検定（優越性検定）では A の有意性が検証できません．しかしながら，A 薬の方が患者にとって使用時の苦痛が少ない，あるいは服用しやすいなど有効率以外の点で大きな利点があって，かつ B 薬の効果が立証され A 薬と B 薬の有効性がほぼ同一ならば，B 薬よりも A 薬を推奨したいと考えるのが妥当です．非劣性検定は，このような要求にこたえる検定法として開発されました．A と B の非劣性を検定するための帰無仮説と対立仮説は，次のように与えられます．

帰無仮説 H_0: $p_A + \Delta = p_B$,
対立仮説 H_1: $p_A + \Delta > p_B$

非劣性検定では，対立仮説 H_1 が採択されたとき，「試験薬 A の有効率は対照薬 B の有効率と比べて非劣性」とみなします．つまり，試験薬 A の有効率 p_A に Δ を上乗せすれば対照薬の有効率 p_B よりも有効率が高くなる，ことをもって試験薬 A は対照薬と比べて「劣っていない」と判定するのです．非劣性の検定は Δ に依存します．Δ のことを**非劣性マージン**といいます．非劣性試験を計画するときは計画の段階で非劣性マージンの大きさを決めておくことが極めて重要です．また，試験に必要な症例数も非劣性マージンの大きさによって変わるので，非劣性検定を実施するときは試験計画を作り直す必要があります．なお，比劣性試験で用いられる対照薬（B 薬）は，有効性が立証されている薬剤を選定することが重要です．効かない薬剤と比べて比劣性を証明しても意味がないことは誰にでも自明のはずですが，統計的検定で非劣性が検証された後に，対照薬の有効性が否定され，A 薬，B 薬ともにコケてしまった事例がいくつかあるようです．

多施設試験の非劣性

非劣性試験が k 個の施設（層）を対象にして行われるとき，試験薬の非劣性を検証するための帰無仮説と対立仮説は，次のように設定されます．ただし，p_{kA}, p_{kB} は施設 k における試験薬 A と対照薬 B の有効率です．

$$\text{帰無仮説 } H_0 : \ p_{kA} + \Delta_k = p_{kB}, \tag{5.2}$$

$$\text{対立仮説 } H_1 : \ p_{kA} + \Delta_k > p_{kB}, \tag{5.3}$$

ただし，Δ_k は第 k 施設に対してあらかじめ与えられた非劣性マージンです．一般には，施設共通の非劣性マージンが設定されますが，ここでは各施設ごとに多少異なるマージンが設定されることを許しておきます．すべての施設で対立仮説が成り立つとき，いいかえれば，すべての k ($k = 1, 2, \ldots, K$) に対して上の対立仮説が成り立つとき「試験薬 A の有効率は対照薬 B の有効率と比べ非劣性」と判定します．

5.5.2 非劣性仮説の検定：Y-T-H 法

本節では，多施設を利用する試験で非劣性を検定する検定方法として，柳川，丹後，比江島が 1994 年に開発した非劣性の検定方法を紹介します[1]．簡単のため，この方法を **Y-T-H 法**とよぶことにします．この方法は，有効率の差の非劣性をオッズ比の均一性に着目して検定する方法です．その考え方や数理は原論文にゆだねることにし，ここでは非劣性検定の方法だけを紹介します．

第 k 番目の施設のデータを表 5.12 のように表します $(k = 1, 2, \ldots, K)$．試験薬の有効率を p_{1k}，対照薬の有効率を p_{0k} と表し，(5.2) 式で与えられた帰無仮説と (5.3) 式の対立仮説の検定を考えます．

表 5.12　2 群平行実薬対照非劣性試験；
第 k 層のデータ

	試験薬	対照薬
有効	x_{1k}	x_{0k}
無効	$n_{1k} - x_{1k}$	$n_{0k} - x_{10k}$
計	n_{1k}	n_{0k}

t_k，N_k および a，b，c を次のように定めます．

$$t_k = x_{0k} + x_{1k}, \quad N_K = n_{0k} + n_{1k},$$
$$a = -[t_k + N_k + \Delta_k(n_{0k} + N_k)]/N_k,$$
$$b = [t_k + \Delta_k(2x_{0k} + N_k) + \Delta_k^2 n_{0k}]/N_k,$$
$$c = -[\Delta_k(1 + \Delta_k)x_{0k}]/N_k.$$

さらに，v，u，w を次のように定めます．

$$v = (a/3)^3 - (ab/6) + (c/2),$$
$$u = \text{sign}(v)[(a/3)^2 - (b/3)]^{1/2},$$

---

[1] Yanagawa, T., Tango, T. and Hiejima, Y.: Mantel-Haenszel type test for testing equivalence or more than equivalence in comparative clinical trials, *Biometrics*, 50, 859-864, 1994.

表 5.13 t_k, N_k, a, b, c, v, u, w の値

k	t_k	N_k	a	b	c	v	u	w
1	279	341	−1.930	0.957	−0.033	0.025	0.308	1.228
2	696	926	−1.864	0.886	−0.030	0.020	0.301	1.296
3	66	104	−1.744	0.754	−0.022	0.012	0.294	1.413

$$w = [\pi + \cos^{-1}(v/u^3)]/3.$$

ここで sign(x) は符号関数，すなわち sign(x) = 1 ($x > 0$ のとき); 0 ($x \leq 0$ のとき); $\pi = 3.1415...$; $\cos^{-1}$ はアークコサイン関数です．さらに，$\hat{p}_{0k}$ を次のように定めます．原論文では，この定め方にミスプリントがあったので注意してください．正しくは，次の通りです．

$$\hat{p}_{0k} = 2u\cos(w) - a/3.$$

このとき検定統計量は，次のように与えられます．

$$Z_{\text{diff}} = \sum_{k=1}^{K} [\,x_{1k} - n_{1k}(\hat{p}_{0k} - \Delta_k)]/$$

$$\{\sum_{k=1}^{K} \frac{n_{1k}n_{0k}(\hat{p}_{0k} - \Delta_k)^2(1 - \hat{p}_{0k})}{n_{1k}\hat{p}_{0k}(1 - \hat{p}_{0k} + n_{0k}(\hat{p}_{0k} - \Delta_k)(1 - \hat{p}_{0k} + \Delta_k)}\}^{1/2}.$$

Z_{diff} は，H_0 の下で近似的に標準正規分布に従います．したがって，$Z_{\text{diff}} > 1.96$ のとき有意水準 5% で非劣性が示されます．

[数値例] Y-T-H 法を課題 5.2 のデータに適用します．表 5.13 に，表 5.12 から算出した t_k, N_k, a, b, c, v, u, w の値を与えました．表の値から $\hat{p}_k$ を算出すると，$\hat{p}_1 = 0.851$, $\hat{p}_2 = 0.785$, $\hat{p}_3 = 0.673$ となります．よって，$z_{\text{diff}} = 3.423$ となり p 値=0.0006，すなわち帰無仮説 H_0 は有意に棄却されます．つまり，試験薬 A は対照薬 B と比較すると非劣性であることが示されました．なお，ここでの計算は Excel を使用して行いました．

5.5.3 ロジスティックモデルを利用する方法

ロジスティックモデルを利用して信頼区間を構成し，この信頼区間を利用

して非劣性の検証を行う方法を紹介します．前節では，体重 60kg 未満を施設 1，60kg 以上〜100kg 未満を施設 2，100kg 以上を施設 3 に対応させて解説しました．同じことですが，本節では体重の層という用語を用いて解説することにします．

3.3.1 節と同様に，群と体重の層を表す変数（ダミー変数）を次のように定めます．

$$\text{treat} = \begin{cases} 1: & \text{試験薬群} \\ 0: & \text{対照薬群} \end{cases} \quad (z_1, z_2) = \begin{cases} (1,0): & 100\text{kg 以上} \\ (0,1): & 60\text{kg 以上〜}100\text{kg 未満} \\ (0,0): & 60\text{Kg 未満} \end{cases}$$

まず，treat，z_1，z_2，および交互作用項 $\text{treat} * z_1$，$\text{treat} * z_2$ をもつモデルからスタートし，モデルを絞ります．その結果，(5.4) 式で与えたモデルが選ばれました．以下，このモデルに基づいて考えます．

$$\log \frac{P(有効\,|\text{treat}, z_1, z_2)}{1 - P(有効\,|x, z_1, z_2)} = \alpha_0 + \alpha_1 \text{treat} + \beta_1 z_1 + \beta_2 z_2 \quad (5.4)$$

ただし，$P(有効\,|\text{treat}, z_1, z_2)$ は，treat, z_1, z_2 を与えたときの有効率です．

解析は SAS の PROC LOGIT を用いて行います．以下のように，まず体重群間差の検定を行い，次に体重群間差を調整した有効率の差の信頼区間を構成します．

体重群間差の検定

ロジスティックモデル (5.4) は，次のように解釈できます．

$\beta_1 = 0,\ \beta_2 = 0 \implies$ 三つの体重群間に差はない

$\beta_1 \neq 0,\ \beta_2 = 0 \implies$ 100Kg 以上群と 60Kg 未満群に差あり，
　　　　　　　　　　　60kg 以上〜100kg 未満と 60Kg 未満群に差なし

$\beta_1 = 0,\ \beta_2 \neq 0 \implies$ 100Kg 以上群と 60Kg 未満群に差なし，
　　　　　　　　　　　60kg 以上〜100kg 未満と 60Kg 未満群に差あり

$\beta_1 \neq 0,\ \beta_2 \neq 0 \implies$ 100Kg 以上群と 60Kg 未満群に差あり，

表 5.14　SAS のインプット

```
data hiressei;
input z1 z2 treat chiyu n @@;
   z3=treat*z1;
   z4=treat*z2;
   ; datalines;
 0 0 1 141 173 0 0 0 138 168
  0 1 1 349 463 0 1 0 347 463
  1 0 1  37  57 1 0 0  29  47
    ; proc logistic;
class treat (ref='0');
model chiyu/n = treat z1 z2 / covb;
  run;
```

60kg 以上〜100kg 未満と 60Kg 未満群に差あり

したがって，体重群間差があるかないかを調べるには $\beta_i = 0$ vs. $\beta_i \neq 0$ ($i=1,2$) の検定をすればよい，つまりアウトプットの z_1 と z_2 の係数の検定の p 値を吟味すればよいことになります．

SAS のプログラム

ロジスティックモデル (5.4) を SAS で解析するためのプログラムを表 5.14 に与えました．

SAS のアウトプット

主要なアウトプットを表 5.15 に与えました．

注意 5.3　省略した SAS のアウトプットの一つに「分類変数の水準の情報」があります．これは，プログラムでは treat を 0（対照薬）；1（試験薬）としましたが，SAS の計算アルゴリズムでは treat を −1（対照薬）；1（試験薬）として計算したこと，アウトプットの treat の推定値 0.010 はこのときの推定値であることを宣言した重要なメッセージです．

表 5.15 では，z_1 (p=0.0001)，z_2 (p=0.013) がともに有意であることを示しています．つまり，体重を分類して作られた体重群間に有意な差があるこ

表 5.15 (5.4) 式のモデルから得られた主要なアウトプット

パラメータ	推定値	SE	p 値
Intercept	1.504	0.140	$< .0001$
treat	0.010	0.064	0.8706
z_1	-0.953	0.247	0.0001
z_2	-0.397	0.160	0.0130

Estimated Covariance Matrix

Parameter	Intercept	z1	z2	treat
Intercept	0.0197	-0.0197	-0.0197	0.000
z1	-0.0197	0.0612	0.0197	-0.0003
z2	-0.0197	0.0197	0.0255	0.0001
treat	0.0000	0.0000	0.0001	0.0040

とを示しています．何度も指摘しましたが施設間（体重群間）に有意な差があるとき，これを無視してデータを併合するのは間違いです．

5.5.4 体重群間差を調整した非劣性の検証法

体重群間差があるときは，各層ごとに非劣性を検証するほかありません．本節では各層ごとに有効率の差の信頼区間を作って非劣性の検証を行う方法を紹介します．

各層ごとに有効率の差の信頼区間を作るといっても，一つの層のデータだけを使ってバラバラに作っていたのでは，データ数が少ないため信頼区間の幅が大きくなってしまい有用な結果は得られません．本節では，まず前節のロジスティックモデルを使って，全データを利用して $p_{kA} - p_{kB}$ の信頼区間を作成する方法を解説します．信頼度 95% の信頼区間が構成出来れば，非劣性の検証は簡単です．次のように行います．

- 信頼区間の下限がマイナス非劣性マージン，すなわち $-\Delta$ より大きいとき試験薬は対照薬と比べて非劣性と判定します．下限が負の時は，試験薬 A が対照薬 B より有意に優れているということはできません．しかし，下限が負のときでも，その値があらかじめ定めた非劣性マージンの負の値より小さくなければ，すなわち下限 $> -\Delta$ なら，非劣性とみなすという考え方

- 上で非劣性マージン Δ_k をあらかじめ与えておき，試験薬 A が対照薬 B に比べ非劣性であることを示す検定問題を

    帰無仮説 $H_0: p_{kA} + \Delta_k = p_{kB}, \ k = 1, 2, \ldots, K$
    対立仮説 $H_1: p_{kA} + \Delta_k > p_{kB}, \ k = 1, 2, \ldots, K,$

の検定問題として定式化して Y-T-H 法を紹介しました．本節で紹介する信頼区間を利用する非劣性の検証法は，非劣性の検定と実質的に同一であることが知られています．

注意 5.4 100kg 以上の層から試験薬の有効率と対照薬の有効率の差の 95%信頼区間を算出すると $(-0.217, 0.152)$ となり，この下限はあらかじめ与えられた非劣性マージンの負の値 -0.075 よりも小さく，この層では非劣性が示されないこと，したがって試験薬は対照薬と比べて非劣性ではないことになります．これに対して，次節の方法で信頼区間を作成すると有効率の差の 95%信頼区間は $(-0.053, 0.062)$（表 5.16 参照）でその下限は -0.075 よりも大きく，この層で対照薬に対する試験薬の非劣性が示されます．

5.5.5 信頼区間の構成法

課題 5.2 のデータに適用しながら，具体的に信頼区間の構成法を紹介します．ロジスティックモデル (5.4) 式による解析はデータ全体を使ってパラメータ推定を行っています．このモデルから得られるアウトプット（表 5.15）を用いて以下のように各層の信頼区間を構成します．

各層における有効率の推定量

ロジスティックモデル (5.4) をデータに当てはめて得られた推定量をハット ($\wedge$) をつけて表すことにします．このとき，層 (x_1, x_2) において treat を指定（treat = 1: 試験薬群; treat = 0: 対照薬群）したときの有効率の推定量は，(5.4) 式より，次のように表されます．

$$\hat{P}(\text{有効} \mid \text{treat}, z_1, z_2) = \frac{\exp(\hat{\alpha}_0 + \hat{\alpha}_1 \text{treat} + \hat{\beta}_1 z_1 + \hat{\beta}_2 z_2)}{1 + \exp(\hat{\alpha}_0 + \hat{\alpha}_1 \text{treat} + \hat{\beta}_1 z_1 + \hat{\beta}_2 z_2)}. \quad (5.5)$$

この式を利用して有効率の差を表し，さらにその分散を算出することにします．一般に，$\hat{\beta}$ が β に十分近いとき，近似式

$$\frac{e^{\hat{\beta}}}{1+e^{\hat{\beta}}} \approx \frac{e^{\beta}}{1+e^{\beta}} + \frac{e^{\beta}}{(1+e^{\beta})^2}(\hat{\beta}-\beta)$$

が成り立ちます．この近似式を上式に適用すると，有効率は近似的に次のように表されます．

$$\hat{P}(有効\,|\mathrm{treat}, z_1, z_2) = P(有効\,|\mathrm{treat}, z_1, z_2) + P(有効\,|\mathrm{treat}, z_1, z_2)$$
$$\Big(1 - P(有効\,|\mathrm{treat}, z_1, z_2)\Big)\Big((\hat{\alpha}_0 - \alpha_0) + (\hat{\alpha}_1 - \alpha_1)\mathrm{treat}$$
$$+ (\hat{\beta}_1 - \beta_1)z_1 + (\hat{\beta}_2 - \beta_2)z_2\Big)$$

よって

$$P_i(z_1, z_2) = P(有効\,|\mathrm{treat}=i, z_1, z_2),$$
$$\hat{P}_i(z_1, z_2) = \hat{P}(有効\,|\mathrm{treat}=i, z_1, z_2), \quad (i=0,1)$$

とおき，上の注意 5.3 に留意すると，層 (z_1, z_2) における有効率の差の推定量は，次のように近似することができます．

$$\hat{P}_1(z_1, z_2) - \hat{P}_0(z_1, z_2) = A + B(\hat{\alpha}_1 - \alpha_1)$$
$$+ C\Big((\hat{\alpha}_0 - \alpha_0) + (\hat{\beta}_1 - \beta_1)z_1 + (\hat{\beta}_2 - \beta_2)z_2\Big), \quad (5.6)$$

ただし

$$A = P_1(z_1, z_2) - P_0(z_1, z_2),$$
$$B = P_1(z_1, z_2)\Big(1 - P_1(z_1, z_2)\Big) + P_0(z_1, z_2)\Big(1 - P_0(z_1, z_2)\Big),$$
$$C = P_1(z_1, z_2)\Big(1 - P_1(z_1, z_2)\Big) - P_0(z_1, z_2)\Big(1 - P_0(z_1, z_2)\Big)$$

です．

有効率の差の推定量の分散

(5.6) 式与えられた有効率の差の近似推定慮から通常の分散の公式 ($V(aX + bY) = a^2V(X) + b^2V(Y) + 2ab\text{Cov}(X,Y)$) に従って計算すると有効率の差の分散は，次式で与えられます．

$$\sigma^2 = B^2V(\hat{\alpha}_1) + C^2\bigg(V(\hat{\alpha}_0) + z_1^2V(\hat{\beta}_1) + z_2^2V(\hat{\beta}_2) + 2z_1\text{Cov}(\hat{\alpha}_0,\hat{\beta}_1)$$
$$+ 2z_2\text{Cov}(\hat{\alpha}_0,\hat{\beta}_2) + 2z_1z_2\text{Cov}(\hat{\beta}_1,\hat{\beta}_2)\bigg) + 2BC\bigg(\text{Cov}(\hat{\alpha}_1,\hat{\alpha}_0)$$
$$+ z_1\text{Cov}(\hat{\alpha}_1,\hat{\beta}_1) + z_2\text{Cov}(\hat{\alpha}_1,\hat{\beta}_1)\bigg). \tag{5.7}$$

上式中の $V(\hat{\alpha}_1), V(\hat{\alpha}_0), V(\hat{\beta}_1), V(\hat{\beta}_2), \text{Cov}(\hat{\alpha}_0,\hat{\beta}_1), \text{Cov}(\hat{\alpha}_0,\hat{\beta}_2), \text{Cov}(\hat{\beta}_1,\hat{\beta}_2), \text{Cov}(\hat{\alpha}_1,\hat{\alpha}_0), \text{Cov}(\hat{\alpha}_1,\hat{\beta}_1), \text{Cov}(\hat{\alpha}_1,\hat{\beta}_1)$ の推定値は，表 5.15 の SAS アウトプットに与えられています．また，B と C は，次式より推定出来ます．

$$\hat{B} = \hat{P}_1(z_1,z_2)\bigg(1 - \hat{P}_1(z_1,z_2)\bigg) + \hat{P}_0(z_1,z_2)\bigg(1 - \hat{P}_0(z_1,z_2)\bigg),$$
$$\hat{C} = \hat{P}_1(z_1,z_2)\bigg(1 - \hat{P}_1(z_1,z_2)\bigg) - \hat{P}_0(z_1,z_2)\bigg(1 - \hat{P}_0(z_1,z_2)\bigg).$$

ただし
$$\hat{P}_i(z_1,z_2) = \hat{P}(有効\,|\text{treat} = i, z_1, z_2) \quad (i = 0, 1)$$

で $\hat{P}(有効\,|\text{treat}, z_1, z_2)$ は (5.5) 式で与えられています．

これらの推定値を (5.7) 式に代入した有効率の差の分散を $\hat{\sigma}^2$ で表すと，層 (z_1, z_2) における有効率の差の信頼度 95%の信頼区間は近似的に，次式で与えられます．

$$\hat{P}(有効\,|\text{treat} = 1, z_1, z_2) - \hat{P}(有効\,|\text{treat} = 0, z_1, z_2) \pm 1.96\hat{\sigma}.$$

この信頼区間は層が 3 個の場合，すなわち二つのダミー変数 z_1，z_2 を用いて表され層間差が無視できない場合の信頼区間です．層（施設）が 4 個以上の場合にも，同様に展開するとロジスティックモデルから有効率の差の信頼区間を構成することができます．

表 5.16　ロジスティックモデルからの信頼区間の算出

層	有効率 試験薬	有効率 対照薬	B	C	σ	信頼区間 下限	信頼区間 上限
60Kg 未満	0.820	0.817	0.298	-0.002	0.019	-0.034	0.040
60〜100Kg	0.753	0.750	0.373	-0.002	0.024	-0.043	0.050
100Kg 以上	0.637	0.632	0.464	-0.001	0.029	-0.053	0.062

課題 5.2 のデータへの適用

課題 5.2 のデータに適用して，上の信頼区間が有用であることを実証します．

表 5.15 の SAS アウトプットより

$V(\hat{\alpha}_1) = 0.0040$, $V(\hat{\alpha}_0) = 0.0197$, $V(\hat{\beta}_1) = 0.0612$, $V(\hat{\beta}_2) = 0.0255$,

$\text{Cov}(\hat{\alpha}_1, \hat{\alpha}_0) = 0.0000$, $\text{Cov}(\hat{\alpha}_1, \hat{\beta}_1) = -0.0003$,

$\text{Cov}(\hat{\alpha}_1, \hat{\beta}_2) = 0.0001$, $\text{Cov}(\hat{\beta}_1, \hat{\beta}_2) = 0.0197$.

また

$\hat{\alpha}_0 = 1.504$, $\hat{\alpha}_1 = 0.010$, $\hat{\beta}_1 = -0.953$, $\hat{\beta}_2 = -0.397$.

よって，これらの値を上の式に代入すると表 5.16 に与えた計算結果が得られます．表より，いずれの層においても下限の値は与えられた非劣性マージンにマイナスをつけた値，すなわち -0.075 より大きくなっています．よって試験薬は対照薬と比べ非劣性であることが検証されました．なお，ここで行った，信頼区間を表 5.15 のアウトプットを利用して算出する計算は，すべて Excel を利用して行いました．

5.6　間違って使われている信頼区間法

非劣性の検証は，Y-T-H 法検定すればすむことです．しかしながら，有効率の差にこだわるあまり間違った方法を適用して非劣性の検証が行われている事例がかなり多いようです．その方法は，さまざまですが一般的にまとめると次のようです．

- 第 k 層における有効率の差を δ_k で表す．また，この層のデータから推定

される有効率の差を $\hat{\delta}_k$ で表す．
- 第 k 層にウエイト w_k を与え，推定量 $T = \sum_{k=1}^{K} w_k \hat{\delta_k}$ を作り，分散をもとめ，正規近似を利用して信頼区間を構成する．
- この信頼区間の下限がマイナス非劣性マージンより大きいとき非劣性と判定する．
- 適用されるウエイト w_k には，k 層から算出される有効率の差の分散の逆数，Mantel-Haenszel タイプのウエイト，あるいはラグランジェ法という数学的手法を組み込んだ最少リスクウエイトなど，さまざまなものが適用されます．興味ある読者は Mehrotra and Railkar (Statist. Med 2000; 19, 811-825) を見てください．

まず，これらの方法が構成する信頼区間が，パラメータ

$$\mu = \sum_{k=1}^{K} w_k \delta_k$$

に対する信頼区間であることに注意してください．次に，μ がウエイト $\{w_k\}$ に依存することに注意してください．

　これらの方法は，μ の信頼区間の下限がマイナス非劣性マージンより大きいとき非劣性と判定しますが，特定のウエイト $\{w_k\}$ に依存する μ の信頼区間の下限がマイナス非劣性マージンより大きいことを示して非劣性と判定する手法が妥当でしょうか．その下限は当然，適用されたウエイトに依存します．極端なことをいえば，信頼区間の下限がマイナス非劣性マージンより大きくなるようにウエイトを与えることも可能です．方法論として破たんしていることは自明であると思います．

第5章の要点

- 施設間差があるデータを併合して解析すると間違った結果を得る危険があります．本章では，このことを例で示すとともに施設間差があるか，ないかを検定する手法，および施設間差がある場合にこれを調整してランダム化2群並行試験の有効率を検定する優越性検定と非劣性検定について考え方と手法を紹介しました．
- 施設間差があるデータは，Mantel-Haenszel法，もしくはロジスティックモデルで施設間差を調整して解析します．
- 非劣性マージンが有効率の差に対して与えられた場合に非劣性を検証する方法を二つ紹介しました．第一の方法は，非劣性仮説を立てY-T-H法を適用して検定する方法です．第二の方法はロジスティックモデルを利用して各施設における有効率の差の信頼度95%の信頼区間を構築して，利用する方法です．

本章で使用した統計技法，およびその参照文献は以下の通りです．

- 非劣性仮説：『臨床試験のデザインと解析』（角間・服部 共著，バイオ統計シリーズ第2巻），3.2節〜3.3節，pp.31〜42．5章，pp.83〜97．
- Mantel-Haenszel法：離散多変量データの解析（柳川 堯 著，共立出版），pp.66〜78．
- ロジスティック回帰分析：『バイオ統計の基礎』（柳川・荒木 共著，バイオ統計シリーズ第1巻），pp.220〜232．
- D. Mehrotra and R. Reikar; Minimum risk weights for comparing treatments in stratified binomial trials. *Statistics in Medicine* 19, 811-825, 2000.

第6章　生活習慣病関連因子の特定

課題 6.1

本書のサポートページ (http://www.kindaikagaku.co.jp/support.htm) に準備された［課題 6.1 データ.xls］は，人間ドック受診者で内臓脂肪面積が測定された 40〜86 歳の男性 1,571 人のデータである．調査された検査項目は，年齢，皮下脂肪面積，内臓脂肪面積，体脂肪率，腹囲，収圧縮期血，拡張期血圧，総コレステロール，中性脂肪，HDL，LDL，血糖値，$HbA1c$，尿酸，高感度 CRP，喫煙指数，白血球数，好中球数，好酸球数，抗塩基球，単球(%)，リンパ球(%)，赤血球沈降速度，喫煙習慣，飲酒習慣，運動習慣，脂肪肝の 29 項目である．さらに，以下のように算出された BMI，$nonHDL$，$LDLf$，$delta-lip$ も研究の対象とされた．

$BMI =$(体重 kg)/(身長 m)^2,

$nonHDL =$ 総コレステロール値 $- HDL$,

$LDLf =$ 総コレステロール値 $- (0.2 \times$ 中性脂肪値 $+ HDL$ 値),

delta-lip$=$ 総コレステロール値 $- HDL - LDLf$.

［課題 6.1 データ.xls］には，以上の検査項目のほか，生活習慣病（あり，なし）のデータが含まれている．生活習慣病に関連した因子を特定し，これらの因子から「生活習慣病あり」を予測するための関係式を作成しなさい．

(データの提供：鹿児島県厚生連　日高 好博　氏)

注意 本データは，いくつかの理由のためデータの一部を操作した上で公表しています．このため，本章のデータ解析の結果は医学的意味を一切もたないことに注意して下さい．

よく知られているように生活習慣病の健診（メタボ健診）では腹囲を必須項目として血糖値，中性脂肪またはコレステロール値，および血圧値がある一定のレベルを超える受診者を「生活習慣病」と診断します．メタボ健診は全国各地の住民を対象として実施する健診であるため，安価で検査が容易な検査項目しか検査することが出来ません．メタボ検診でメタボの診断に用いられている 腹囲，血糖値，中性脂肪またはコレステロール値，および血圧値はいずれも生活習慣病のリスク因子であることは良く知られていますが，メタボ検診という制約の中で診断に使用される因子でしかないことは否定できないと思います．

他方，人間ドック受診者は課題6.1に見られる様に多数の項目について検査を受けます．これらの項目のうち生活習慣病を最も予測する項目は何となにか？それらの項目はメタボ検診に使われる検査項目と一致するのか，しないのか？人間ドック受診者に対して生活指導を行うために，生活習慣病罹患確率を算出する公式を作成したいが，どのような検査項目を組み込めば最も予測力が高い予測式を作成できるか？というのが課題6.1のリサーチクエションです．

6.1 解析の基本方針

6.1.1 基本方針

次の基本方針に従ってロジスティック重回帰モデルを構成し［課題6.1データ.xls］の解析を行います．

- 基本統計量や分布図を求めてデータの特徴を把握する．左右対称つり鐘の形状から大きく異なる形状の分布をする項目のデータは適当な変換を施す．また，欠測値の個数を調べ欠測値数が極めて多い検査項目（候補説明変数）を解析対象から除外する．
- 検査項目が多いことから，ロジスティック単回帰分析を適用し，生活習慣病と有意水準5%で有意な関連性を持つ検査項目を抽出し，これらの項目に有意ではなかったが医学的には無視できない重要な項目を加えてロジス

ティック重回帰分析のための説明変数の候補とする（第一次候補説明変数）．
- 第一次候補説明変数として選出された変数間の相関係数を求め，グラフィカルモデリング技法を適用して第一次候補説明変数間の関連図を描く．
- 関連図を吟味し，線で結ばれていない，つまり他と関連性が弱い検査項目を取り出し第一次候補説明変数を絞る（第二次候補説明変数）．
- また，線で結ばれた関連性が強い検査項目は，その中の一つを代表項目として選択し第二次候補説明変数に加える．
- 代表項目の取り出しかたに応じて複数個の第二次候補説明変数のセットができる．各セットの第二次候補説明変数を説明変数，生活習慣病（あり，なし）を目的変数としてロジスティック重回帰分析を実施し，ステップワイズ法（停止ルール：最小 AIC）を適用して当該セットの検査項目の中から最小 AIC 基準を適用して生活習慣病を最もよく予測する説明変数を絞り込む（第三次候補説明変数）．
- 上の手続きをすべてのセットに対して行う．セットの個数だけ第三次候補説明変数が選択される．
- その中で最小の AIC，すなわち最小 AIC たちの中での最小 AIC をもつセットの第三次候補説明変数を，第四次候補説明変数とする．通常は，ここでストップし選択された第四次候補説明変数を生活習慣病を最もよく予測する重回帰モデルの説明変数とするが，ここではさらに医学的配慮から説明変数を次のように絞り込む．
- 第四次候補説明変数の中には有意でない説明変数が含まれている可能性がある．有意な説明変数だけを取り出し，生活習慣病関連因子として特定する．
- 特定された生活習慣病関連因子を説明変数，生活習慣病を目的変数として再度ロジスティック重回帰分析を行い，その結果を展開して予測モデルを構築する．

6.1.2　なぜ，関連性が低い説明変数を選ばなければならないのか

　上の基本方針では，単回帰分析を利用して対象とする変数をしぼり，さらにグラフィカルモデリング技法を適用して，関連性が弱い検査項目を選び出してロジスティック重回帰分析の説明変数としました．なぜ，関連性が弱い

表 6.1 目的変数を生活習慣病，説明変数を腹囲と皮下脂肪とする重回帰分析

項	推定値	標準誤差	p 値
切片	−4.94	0.71	< 0.0001
腹囲	0.07	0.01	< 0.0001
皮下脂肪	−0.09	0.04	0.0304

検査項目を選択しなければならないのでしょうか？

　読者の中には，ロジスティック回帰分析を含むいわゆる多変量解析は関連性が強い検査項目を考慮することによって信頼度を高めることができる統計手法であると単純に理解している方が多いのではないでしょうか？バイオ統計学では，ロジスティック重回帰分析は予測の目的で使われることもありますが，医学では予測を目的とするよりも，課題 6.1 で問われているように目的変数と説明変数との関連性を明らかにする目的で使われることが多いのです．このとき，関連性が強い二つの検査項目を二つとも説明変数とすると，信じられない間違いが起きることがあります．次は，その一つの例です．

例 6.1 （関連性が強い説明変数を用いると誤る）

　［課題 6.1 データ.xls］について，目的変数を生活習慣病（$Y = 1$: 生活習慣病あり; $Y = 0$: 生活習慣病なし），説明変数を腹囲と 皮下脂肪とするロジスティック重回帰分析を行います．ただし，以下に述べる理由から皮下脂肪面積は平方根をとった数値を用いることにし，これを改めて皮下脂肪とよんでいます．

　分析の結果を表 6.1 に与えました．表は，腹囲が 1 単位増加すると生活習慣病になるリスクが有意に 0.07 増加すること（$p < 0.0001$），皮下脂肪が 1 単位増加すると生活習慣病になるリスクが有意に 0.09 減少すること（$p = 0.03$）を示しています．

　多くの読者は，この結果に驚くと思います．皮下脂肪が増えると生活習慣病になるリスクが減少するなど医学的常識に反するからです．

　ちなみに，説明変数をそれぞれ皮下脂肪，腹囲単独にとってロジスティック単回帰分析をしてみます．結果を表 6.2, 6.3 に与えました．表 6.2 より皮下脂

表 6.2 目的変数を生活習慣病，説明変数を皮下脂肪とする単回帰分析

項	推定値	標準誤差	p 値
切片	−1.305	0.281	< 0.0001
皮下脂肪	0.098	0.024	< 0.0001

表 6.3 目的変数を生活習慣病，説明変数を腹囲とする単回帰分析

項	推定値	標準誤差	p 値
切片	−4.193	0.615	< 0.0001
腹囲	0.046	0.007	< 0.0001

肪が1単位増加すると生活習慣病になるリスクが有意に 0.098 増加することが示されます ($p =< 0.0001$)．また，表 6.3 より腹囲が1単位増加すると生活習慣病になるリスクが有意に 0.046 増加することが示されます ($p =< 0.0001$)．

腹囲の場合，重回帰分析と単回帰分析の結果の方向性は一致していますが，皮下脂肪の場合はロジスティック重回帰分析の結果は，ロジスティック単回帰分析の結果と逆転しています．さらに皮下脂肪が増加すると生活習慣病になるリスクが減少するなど医学的に受け入れがたい結果です．ロジスティック重回帰分析では，なぜこの様な奇妙な結果が起こるのでしょうか？

その理由は，腹囲と皮下脂肪面積の間に極めて高い正の相関がある（相関係数: $r = 0.81$）からです．単回帰分析が明らかにした様に生活習慣病と腹囲および生活習慣病と皮下脂肪面積の間にはそれぞれ強い正の相関がある．しかしながら，生活習慣病を腹囲と皮下脂肪という正の相関が強い二つの変数で説明しようとすると，一方が頑張って説明すればするほど他方は説明する役割が奪われ，ついにはおんぶしてもらう，いいかえれば回帰係数の値が有意に負になるという現象が起きたのです．

重回帰分析を行うとき，使用する説明変数は関連性が弱いもの，つまり相関係数の値が小さな変数を用いなければ，上の例で示されたように医学的に妥当性をもたないモデルが得られることがあります．上にのべた基本方針は，これらのことを考慮したため複雑になりました．

なお，[課題 6.1] では「生活習慣病あり」を予測するための関係式を作成することがリサーチクエッションの一つとなっています．他の分野でも同じと思いますが，精度が高い予測式を作れば満足というわけにはいきません．特に，医療の分野では，例え，数学的に精度が高い予測式であっても，例 6.1 の皮下脂肪に見られるように予測式の中に医学的に解釈ができない項目が一つでも含まれていると予測式の医学的価値はゼロとなるので注意しましょう．

6.2 基本統計量

まず，基本統計量を求めてデータの特徴を把握します．表 6.4 に，課題 6.1 データについて，連続値で与えられた検査項目に関する測定値の個数，欠測値の個数，平均値，標準偏差，最大値，中央値，最小値を与えました．また，表 6.5 に 2 値で与えられた喫煙習慣（あり，なし），飲酒習慣（あり，なし），運動習慣（あり，なし）と脂肪肝（あり，なし）の要約値を与え，さらに最後の行に生活習慣病（あり，なし）の要約値も与えました．

表 6.4 より，次のことが分かります．

- LDL は欠測値がきわめて多い．このため，LDL を対象から外して LDL の代わりに公式を利用して算出される $LDLf$ を用いることにします．
- $LDLf$ と delta-lip はともに 53 個の欠測値が見られます．これらの値はともに公式から算出されたものですが，上に与えた公式より明らかなように両者ともに中性脂肪が関わっています．算出されるとき中性脂肪値 >400 の受診者を医師の指示で外したために生じた欠測値です．

次に，検査項目の分布の形状を吟味します．結果だけを記述します．

- 皮下脂肪面積，内臓脂肪面積は面積 (cm^2) の測定値です．正の平方根の値を用いることにして，これらを本章では皮下脂肪，内臓脂肪とよぶことにします．平方根をとった理由は，その方が正規分布の当てはまりがよいこと．一般に面積で測定された数値は平方根をとると，正規分布の近似がよりよくなる傾向があることが知られています（図 6.1 参照）．
- 中性脂肪，赤沈（赤血球沈降速度）delta-lip を除くと，各検査項目（連続

表 6.4 基本統計量：連続変数

検査項目（単位）	N	欠測値数	平均値	標準偏差	最小値	中央値	最大値
年齢	1571	0	57.31	9.87	40	56	86
BMI	1570	1	24.44	2.76	15.7	24.3	35.7
体脂肪率	1568	3	23.0	4.63	8.2	22.85	39.2
皮下脂肪面積 (cm^2)	1571	0	139.74	53.36	20.2	133.2	437.7
内臓脂肪面積 (cm^2)	1571	0	118.89	55.07	9.7	111.3	408.2
腹囲 (cm)	1568	3	87.99	7.66	65.0	87.5	120
収縮期血圧 (mmHg)	1571	0	123.16	16.28	77	122	197
拡張期血圧 (mmHg)	1571	0	78.87	10.17	50	79	123
総コレステロール (mg/dl)	1571	0	211.68	34.58	100	211	376
中性脂肪 (mg/dl)	1571	0	146.74	120.00	28	117	162
HDL(mg/dl)	1571	0	54.94	13.17	25.6	52.7	133.1
LDL (mg/dl)	552	1019	123.77	31.69	25.7	123.6	240.8
血糖値 (mg/gl)	1571	0	108.89	21	78	104	289
HBA1C(%)	1512	59	5.41	0.73	3.6	5.3	12.7
尿酸 (mg/dl)	1571	0	5.96	1.23	0.6	5.9	10.7
白血球数 ($\times 10^2/mm^2$)	1571	0	6.17	1.52	2.9	6.0	14.1
好中球（血液像）(%)	1571	0	54.54	8.26	28.7	54.5	86.7
好酸球（血液像）(%)	1571	0	3.44	2.44	0	2.8	28.3
好塩基球（血液像）(%)	1571	0	0.6	0.36	0	0.5	2.8
単球（血液像）(%)	1571	0	5.56	1.32	1.4	5.4	12.0
リンパ球（血液像）(%)	1571	0	35.86	7.66	9.7	36.0	64.1
赤沈（1H）(mm)	1565	6	5.85	6.59	1	4	55
高感度 CRP ($\mu g/dl$)	1571	0	111.4	241.62	0	50	2250
delta-lip ($\mu g/dl$)	1518	53	26.09	14.22	5.6	22.6	79.2
LDLf($\mu g/dl$)	1518	53	129.22	31.39	14.0	128.1	264.4
nonHDL($\mu g/dl$)	1571	0	156.74	34.9	45.0	154.9	320.1

表 6.5 基本統計量：2 値変数

	あり	(%)	なし	N
喫煙習慣	500	(0.32)	1071	1571
飲酒習慣	205	(0.13)	1366	1571
運動習慣	906	(0.58)	665	1571
脂肪肝	663	(0.42)	908	1571
生活習慣病	720	(0.46)	851	1571

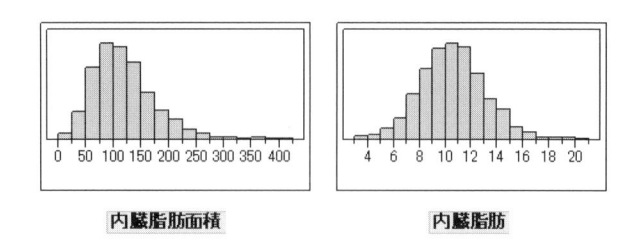

148   第6章　生活習慣病関連因子の特定

図 **6.1**　皮下脂肪面積とその平方根を取った皮下脂肪の分布

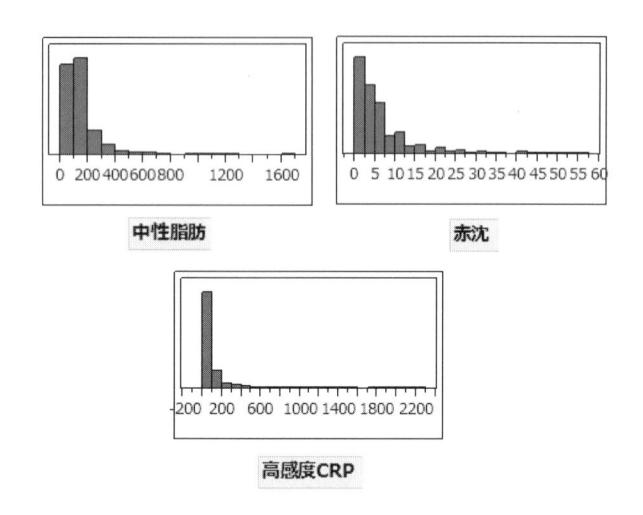

図 **6.2**　中性脂肪，赤沈，高感度 CRP のヒストグラム

型）の分布は，右側のスソがかなり重いつり鐘型です．若干気になるところですが無視して正規分布で近似して解析することにします．
- 中性脂肪，赤沈，delta-lip の分布を図 6.2 に与えました．このうち中性脂肪は対数変換すると単峰型の分布に従うので中性脂肪は対数変換したものを改めて中性脂肪とよぶことにして解析対象とします．他方，赤沈と delta-lip の分布を単峰型分布で表す変換を見つけるのは難しことから，次のようなカテゴリー変数におきかえて解析対象とします．

$$c 赤沈 = \begin{cases} 3: & \log 赤沈 \geq 2 \\ 2: & 1 \geq \log 赤沈 < 2 \\ 1: & 0 \geq \log 赤沈 < 1 \\ 0: & \log 赤沈 = 0 \end{cases}$$

$$cHCRP = \begin{cases} 2: & 高感度 CRP > 90 \\ 1: & 20 < 高感度 CRP \leq 90 \\ 0: & 高感度 CRP \leq 20 \end{cases}$$

6.3 ロジスティック単回帰分析

次に，目的変数を生活習慣病，説明変数を上述の各検査項目とするロジスティック単回帰分析を行います．結果を表 6.6 に与えました．

表 6.6 より，有意水準 5% で有意な検査項目は，年齢，BMI，体脂肪率，皮下脂肪，内臓脂肪，腹囲，収縮期血圧，拡張期血圧，空腹時血糖値，HBA1C，尿酸，単球，c赤沈，運動習慣の 14 項目であることが分かります．有意ではなかったものの，生活習慣病に関して医学的に重要であると言われている HDL，LDLf，総コレステロール，喫煙習慣，飲酒習慣，脂肪肝をこれら 14 項目に加えて全 20 項目の検査項目を第一次候補説明変数とします．すなわち

第一次候補説明変数＝{ 年齢, BMI, 体脂肪率, 皮下脂肪, 内臓脂肪, 腹囲, 収縮期血圧, 拡張期血圧, 空腹時血糖値, HBA1C, 尿酸, 単球, c赤沈, 運動習慣, HDL, LDLf, 総コレステロール, 喫煙習慣, 飲酒習慣, 脂肪肝 }.

6.4 グラフィカルモデリング

第一次候補説明変数の中にはかなり関連性が強い検査項目が混じっています．6.1.2 節で述べたように共変量に関連性が強い二つ，あるいは三つ以上の変数を入れたまま解析するとロジスティック重回帰分析は，医学的に受け入れがたい奇妙な分析結果を生むことがあります．これを避けるため本節では，

表 6.6 ロジスティック単回帰分析の結果

連続型変数			
検査項目	推定値	SE	p 値
年齢	0.065	0.006	< 0.0001
BMI	0.127	0.019	< 0.0001
体脂肪率	0.033	0.011	0.0026
皮下脂肪	0.100	0.0234	< 0.0001
内臓脂肪	0.208	0.012	< 0.0001
腹囲	0.046	0.007	< 0.0001
収縮期血圧	0.034	0.003	< 0.0001
拡張期血圧	0.017	0.005	0.0005
総コレステロール	-0.001	0.001	0.356
中性脂肪	0.0002	0.0004	0.679
HDL	-0.007	0.004	0.091
nonHDL	-0.0004	0.001	0.783
delta-lip	0.001	0.004	0.784
LDLf	0.001	0.002	0.583
空腹時血糖値	0.027	0.003	< 0.0001
HBA1C	0.911	0.105	< 0.0001
尿酸	0.173	0.042	< 0.0001
白血球数	-0.055	0.034	0.100
好中球数（百分率）	0.001	0.006	0.837
好酸球数（百分率）	0.018	0.021	0.391
抗塩基球（百分率）	0.003	0.140	0.984
単球（百分率）	0.114	0.039	0.003
リンパ球（百分率）	0	0.007	0.992
カテゴリカル変数		カイ二乗値	p 値
cHCRP		5.727	0.057
c 赤沈		48.69	< 0.0001
二値変数	オッズ比		p 値
脂肪肝	1.197		0.082
喫煙習慣	1.177		0.142
飲酒習慣	0.934		0.653
運動習慣	0.535		< 0.0001

まずグラフィカルモデリングの手法を適用して共変量間の関連性を吟味します。次に，関連性が弱い変数のセットを作り，第二次候補説明変数のセットとします。

連続型変数の場合 多次元正規分布に従う r 個の連続型変数 $X_1, X_2, \ldots, X_r$ があるとします。X_i と X_j $(i \neq j)$ 以外の変数を given として条件付けたときの X_i と X_j の相関係数のことを**偏相関係数**といいます。いま，X_j を X_i およびそれ以外の変数 ($X_3^*, \ldots, X_r^*$ で表します) で説明する次の回帰モデルを考えます。

$$X_j = \alpha_0 + \alpha_1 X_i + \alpha_3 X_3^* + \cdots , alpha_r X_r^* + \epsilon,$$

ただし，ϵ は誤差を表します。この時 X_i の係数 α_1 は，次のように表されます。

$$\alpha_1 = \rho_1 \left(\frac{V(X_j)}{V(X_i)} \right)^{1/2}.$$

この時の ρ_1 が X_i と X_j の偏相関係数です。したがって，偏相関係数の値が 0 のときは，X_i と X_j 以外の変数の影響を調整するとき X_i と X_j の間には関連性がないといえます。X_i と X_j の間に関連性がなければ，線でむすばず，そうでないとき（関連性があるとき）だけ，X_i と X_j を線で結びます。偏相関係数の値が 0 でなくても有意に 0 でなければ，同じ議論を適用します。回帰モデルにおける変数選択の場合と同様に，いったん 0 とみなした偏相関係数が他の変数との関連で 0 ではなくなったりするので，最終的に良いモデルを選ぶのは大変ですが最適なモデルを達成するアルゴリズムがいくつか提案されています。このような手法で視覚的モデルを構成する統計手法を**グラフィカルモデリング**といいます。

上で選択した 20 検査項目のうち，連続変数で与えられる 年齢，BMI，体脂肪率，皮下脂肪，内臓脂肪，腹囲，収縮期血圧，拡張期血圧，空腹時血糖値，HBA1C，尿酸，単球，HDL，LDLf，総コレステロールの全 15 検査項目にグラフィカルモデリング手法を適用します。結果を図 6.3 に与えました。図中，線で結ばれているのは偏相関係数 > 0.4 の検査項目です。使用したソ

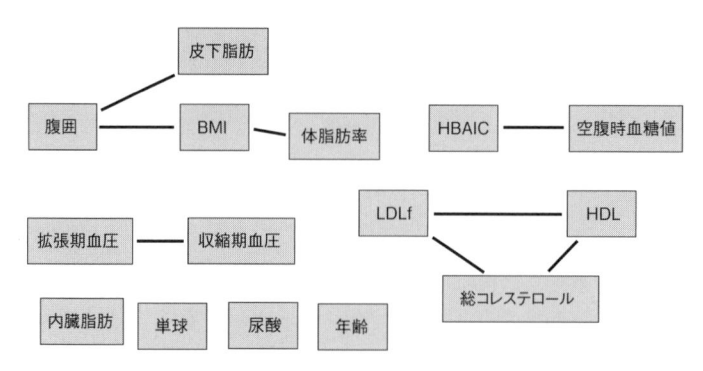

152 第6章 生活習慣病関連因子の特定

図 6.3 連続変数に関するグラフィカルモデリング結果
偏相関係数 > 0.4 を線で結んでいる

フトは市販の JUSE StatWorks/V4.0 SEM 因果分析論です．

図より関連性が強いものどうしを組にしてグループ分けすると，次の8グループに分かれることが分かります．

  G1={ 腹囲, 皮下脂肪, BMI, 体脂肪率 }
  G2={LDLf, 総コレステロール, HDL}
  G3={ 拡張期血圧, 収縮期血圧 }
  G4={HBA1C, 空腹時血糖値 }
  G5={ 内臓脂肪 }, G6={ 単球 }, G7={ 尿酸 }, G8={ 年齢 }

二値変数の場合 二値変数を目的変数，その他の二値変数および連続変数を説明変数とするロジスティック回帰モデルを作成し変数選択法を適用して変数を選択します．選択された変数のうち有意水準5%で有意なものを目的変数と強い関連性をもつ検査項目と定めます．なお，c赤沈はカテゴリー変数なので累積ロジスティックモデルを適用して有意な検査項目を選択しました．有意であった検査項目を目的変数ごとに表6.7に与えました．

6.4.1 第二次候補説明変数の事前選択

予測モデル作成のための第二次候補説明変数の選択について考えます．課

表 **6.7** 各目的変数に対して有意であった検査項目

目的変数	有意であった検査項目
脂肪肝	年齢, 体脂肪率, 内臓脂肪, 総コレステロール, HDL, 空腹時血糖値, 尿酸, c赤沈
c赤沈	年齢, 拡張期血圧, HDL, HBA1C, 尿酸
飲酒習慣	年齢, 腹囲
喫煙習慣	年齢
運動習慣	年齢

題 6.1 で問われているのは,生活習慣病を予測するモデルを作成することです.その背景には,このモデルを使って生活習慣を指導,改善したいという狙いがみえます.グラフィカルモデリングによって説明変数候補として選択された項目の中には年齢のように生活習慣の改善を直接指導するための対象にならない項目が含まれています.他方,表 6.7 より年齢は運動習慣,喫煙習慣,飲酒習慣と有意な関連があります.後者は,生活習慣指導の上で重要な項目です.このことから,

- モデルには年齢を入れず,年齢の代わりに運動習慣,喫煙習慣,飲酒習慣を入れる.

また,グループ G1 には,腹囲が含まれており腹囲と飲酒習慣間には有意な関連性があることから

- 飲酒習慣をモデルに入れ G1 から腹囲を除外する.

このほか医学的観点から

- G3 から収縮期血圧,G4 から HBA1C を常に選択する.

さらに表 6.7 より c 赤沈および脂肪肝は HBA1C(または空腹時血糖値)と有意な関連性があります.HBA1C(または空腹時血糖値)は生活習慣病の予測に関して医学的見地から必ず入れておきたい検査項目です.したがって,

- HBA1C を常にモデルに含め,c 赤沈および脂肪肝はモデルには含めない.

以上をまとめると，次の G1*, G2 の中から選び出されたそれぞれ 1 個の検査項目と，G3*, G4*, G5, G6, G7, G8-1, G8-2, G8-3 の項目を説明変数の候補として必ずもつモデルが妥当なモデル候補として浮かび上がってきます．

G1*={ 皮下脂肪, BMI, 体脂肪率 },
G2={LDLf, 総コレステロール, HDL}
G3*={ 収縮期血圧 }, G4*={HBA1C}, G5={ 内臓脂肪 },
G6={ 単球 }, G7={ 尿酸 }, G8-1={ 運動習慣 }, G8-2={ 喫煙習慣 },
G8-3={ 飲酒習慣 }

6.4.2 第二次候補説明変数

G1* および G2 のそれぞれ 3 個の中から 1 個選択するので考えられる第二次候補説明変数のセットは，次に示す M1～M9 の 9 個です．

M1: { 皮下脂肪, LDLf, 収縮期血圧, HBA1C, 内臓脂肪, 単球, 尿酸, 運動習慣, 喫煙習慣, 飲酒習慣 }
M2: { 皮下脂肪, 総コレステロール, 収縮期血圧, HBA1C, 内臓脂肪, 単球, 尿酸, 運動習慣, 喫煙習慣, 飲酒習慣 }
M3: { 皮下脂肪, HDL, 収縮期血圧, HBA1C, 内臓脂肪, 単球, 尿酸, 運動習慣, 喫煙習慣, 飲酒習慣 }
M4: {BMI, LDLf, 収縮期血圧, HBA1C, 内臓脂肪, 単球, 尿酸, 運動習慣, 喫煙習慣, 飲酒習慣 }
M5: {BMI, 総コレステロール, 収縮期血圧, HBA1C, 内臓脂肪, 単球, 尿酸, 運動習慣, 喫煙習慣, 飲酒習慣 }
M6: {BMI, HDL, 収縮期血圧, HBA1C, 内臓脂肪, 単球, 尿酸, 運動習慣, 喫煙習慣, 飲酒習慣 }
M7: { 体脂肪率, LDLf, 収縮期血圧, HBA1C, 内臓脂肪, 単球, 尿酸, 運動習慣, 喫煙習慣, 飲酒習慣 }
M8: { 体脂肪率, 総コレステロール, 収縮期血圧, HBA1C, 内臓脂肪,

表 6.8 ステップワイズ法で選択された第三次候補説明変数と AIC

モデル	第三次候補説明変数	AIC
S1	収縮期血圧, HBA1C, 内臓脂肪, 単球, 尿酸, 運動習慣, 飲酒習慣, 喫煙習慣	1839.0
S2	収縮期血圧, HBA1C, 内臓脂肪, 単球, 尿酸, 運動習慣, 飲酒習慣, 喫煙習慣, 総コレステロール	1836.9
S3	収縮期血圧, HBA1C, 内臓脂肪, 単球, 尿酸, 運動習慣, 飲酒, 喫煙習慣	1839.0
S4	収縮期血圧, HBA1C, 内臓脂肪, 単球, 尿酸, 運動習慣, 飲酒習慣, 喫煙習慣	1839.0
S5	収縮期血圧, HBA1C, 内臓脂肪, 単球, 尿酸, 運動習慣, 飲酒習慣, 喫煙習慣, 総コレステロール	1836.8
S6	収縮期血圧, HBA1C, 内臓脂肪, 単球, 尿酸, 運動習慣, 飲酒習慣, 喫煙習慣	1839.0
S7	収縮期血圧, HBA1C, 内臓脂肪, 単球, 尿酸, 運動習慣, 飲酒習慣, 喫煙習慣, 体脂肪率	1833.5
S8	収縮期血圧, HBA1C, 内臓脂肪, 単球, 尿酸, 運動習慣, 飲酒習慣, 喫煙習慣, 体脂肪率, 総コレステロール	1832.6
S9	収縮期血圧, HBA1C, 内臓脂肪, 単球, 尿酸, 運動習慣, 飲酒習慣, 喫煙習慣, 体脂肪率	1833.5

単球, 尿酸, 運動習慣, 喫煙習慣, 飲酒習慣 }

M9: { 体脂肪率, HDL, 収縮期血圧, HBA1C, 内臓脂肪, 単球, 尿酸, 運動習慣, 喫煙習慣, 飲酒習慣 }

6.4.3 第三次候補説明変数の選択

生活習慣病を目的変数，これら 9 組の説明変数候補を説明変数としてもつロジスティック重回帰モデルを立て，ステップワイズ法で各説明変数候補の中から生活習慣病を説明する力がない検査項目を除き，併せて AIC を算出しました．残った説明変数と AIC の値を表 6.8 に与えました．なお，ステップワイズ法では停止ルールとして「最小 AIC」を適用しました．これら残った説明変数の組が第三次候補説明変数です．例えば，モデル M1 には 10 個の検査項目があります．表 6.8 より，ステップワイズ法で変数選択したところ 2 個が削除され第三次候補説明変数として S1={ 収縮期血圧, HBA1C, 内臓脂肪, 単球, 尿酸, 運動習慣, 飲酒習慣, 喫煙習慣 } が選択され，これらの候補

説明変数を説明変数としてもつロジスティック重回帰モデルの AIC の値が 1839.0 であることが分かります．表 6.8 は，S1〜S9 の 9 個の第三次候補説明変数のセットがあることを示しています．

6.4.4 第四次候補説明変数

表 6.8 より，AIC を最小にするモデルは S8 (AIC=1832.6) で 2 番目に AIC を最小にするモデルは S7 (AIC=1833.5) であることが分かります．一般に，AIC の値の差が 1 以内のときはモデル間に本質的な差がないと見なし簡単なモデルの方を採用するという慣習があるので，この慣習に従って S7 を第四次候補説明変数として選択することにします．すなわち

第四次候補説明変数={ 収縮期血圧, HBA1C, 内臓脂肪, 単球, 尿酸, 運動習慣, 飲酒習慣, 喫煙習慣, 体脂肪率 }．

6.4.5 予測モデルの構築

目的変数を生活習慣病，説明変数を第四次候補説明変数としてロジスティック回帰分析を行います．結果を表 6.9 に与えました．表より検定の有意水準を 5% とするとき，説明変数として用いた第四次候補説明変数の中で喫煙習慣 (p=0.13) と体脂肪率 (p=0.06) が有意でないことが分かります．AIC は予測を目的として作成された情報量基準ですから AIC で選択されたモデルの中には，このように有意でない検査項目も含まれてくることがあります．予測を重んじる研究者は，AIC で選ばれた検査項目をすべて用いて予測のためのモデルを作ることを推奨するようです．他方，医療分野では目的変数に有意に係わる検査項目だけを用いて予測モデルを作るという考え方を重視します．説明変数に対して医学的解釈を行うことを目的とする場合が多いからです．本書ではこのような医療分野の特殊性に配慮して，AIC で選択されたモデルの中から有意な検査項目だけを生活習慣病関連因子として特定します．すなわち

生活習慣病関連因子={ 収縮期血圧, HBA1C, 内臓脂肪, 単球, 尿酸, 運動習慣, 飲酒習慣 }．

表 6.9 第四候補説明変数を説明変数とするロジスティック回帰分析の結果

項	推定値	標準誤差	p 値
切片	−10.254	0.865	< 0.0001*
収縮期血圧	0.027	0.004	< 0.0001*
HBA1C	0.809	0.107	< 0.0001*
内臓脂肪	0.152	0.029	< 0.0001*
単球	0.107	0.044	0.0151*
尿酸	0.181	0.048	0.0002*
運動習慣 [non]	0.149	0.057	0.0092*
飲酒習慣 [non]	−0.197	0.084	0.0183*
喫煙習慣 [non]	−0.093	0.061	0.1267
体脂肪率	−0.028	0.015	0.0590

表 6.10 生活習慣病関連因子を説明変数とするロジスティック重回帰分析の結果

項	推定値	標準誤差	p 値
切片	−10.624	0.845	< 0.0001*
収縮期血圧	0.028	0.004	< 0.0001*
HBA1C	0.794	0.106	< 0.0001*
内臓脂肪	0.126	0.025	< 0.0001*
単球	0.114	0.044	0.0091*
尿酸	0.162	0.047	0.0006*
運動習慣 [non]	0.155	0.057	0.0065*
飲酒習慣 [non]	−0.204	0.083	0.0144*

そして,生活習慣病関連因子だけを用いて予測モデルを構築します.生活習慣病関連因子を説明変数,生活習慣病を目的変数とするロジスティック重回帰分析の結果を表 6.10 に与えました.

6.5 予測確率を求める数式の導出

上のロジスティック重回帰分析は統計ソフト JMP を用いて行いました.1 章で指摘したように運動習慣 [non],飲酒習慣 [non] の 2 値変数に対する JMP の結果の解釈には注意が必要です.その要点は,次の通りです.

- 運動習慣 [non],飲酒習慣 [non],喫煙習慣 [non] の推定値は各検査項目が [non] の場合の推定値です.
- JMP などのようにアウトプットが運動習慣 [non] のように表されている大

158　第6章　生活習慣病関連因子の特定

多数の統計ソフトでは，運動習慣 [non] の推定値が 0.149 のときは運動習慣 [walker] の推定値が -0.149 となるように，つまり両者の推定値の和をゼロとする計算アルゴリズムが採用されています．

以上を考慮して表 6.9 の推定値をロジスティックモデルに代入するとき，次の 4 つの場合に分けると分かりやすく表すことができます．ただし

$$A = -10.624 + 0.028 [収縮期血圧] + 0.794 [HBA1C] + 0.126 [内臓脂肪] \\ + 0.114 [単球] + 0.162 [尿酸] \tag{6.1}$$

です．

(1-1) 運動習慣 [non]，飲酒習慣 [non] のとき

$$\log \frac{P(生活習慣病)}{P(生活習慣病なし)} = A + 0.155 - 0.204.$$

(1-2) 運動習慣 [non]，飲酒習慣 [drinker] のとき

$$\log \frac{P(生活習慣病)}{P(生活習慣病なし)} = A + 0.155 + 0.204.$$

(1-3) 運動習慣 [walker]，飲酒習慣 [non] のとき

$$\log \frac{P(生活習慣病)}{P(生活習慣病なし)} = A - 0.155 - 0.204.$$

(1-4) 運動習慣 [walker]，飲酒習慣 [drinker] のとき

$$\log \frac{P(生活習慣病)}{P(生活習慣病なし)} = A - 0.155 + 0.204.$$

これらの式より生活習慣病に罹患する確率はそれぞれ，次のように表されます．

(2-1) 運動習慣 [non]，飲酒習慣 [non] のとき

$$P(生活習慣病) = \frac{\exp(A - 0.049)}{1 + \exp(A - 0.049)}. \tag{6.2}$$

(2-2) 運動習慣 [non]，飲酒習慣 [drinker] のとき
$$P(\text{生活習慣病}) = \frac{\exp(A + 0.359)}{1 + \exp(A + 0.359)}.$$

(2-3) 運動習慣 [walker]，飲酒習慣 [non] のとき
$$P(\text{生活習慣病}) = \frac{\exp(A - 0.359)}{1 + \exp(A - 0.359)}. \tag{6.3}$$

(2-4) 運動習慣 [walker]，飲酒習慣 [drinker] のとき
$$P(\text{生活習慣病}) = \frac{\exp(A + 0.049)}{1 + \exp(A + 0.049)}.$$

メタボ診断基準との係わり

表 6.11 にメタボリックシンドローム診断基準を与えました．メタボ健診では腹囲を必須項目とし，さらに血糖値，高脂血症（脂質異常症），高血圧のうち 2 項目以上が重なった病態をメタボリックシンドロームと診断することとされています．

メタボ健診では，腹囲は内臓脂肪蓄積のマーカーとして使用されていますが課題 6.1 の人間ドックデータでは内臓脂肪面積そのものが測定されているので，上の予測式に内臓脂肪面積の平方根である内臓脂肪が取り込まれていること，また腹囲が予測式に入っていないことは妥当です．

[課題 6.1 データ.xls] では内臓脂肪面積，収縮期血圧，HBA1C，尿酸，単球それぞれの 90% 値は 191cm^2，145mmHg，6.1%，7.5mg/dl，7.2% でした．いま，内臓脂肪面積，収縮期血圧，HBA1C，尿酸，単球の測定値がいずれもこれら上位 10% に位置する値をとり，しかも運動習慣 (non)，飲酒習慣 (drinker) の男性がいたとします．この男性の A の値は 2.057 と算出されます．したがって，この男性が「生活習慣病」であるとされる確率は，上の式から 92% となります．これに対して，この男性がメタボ健診を受けるとすると，内臓脂肪面積の値から腹囲が 85cm 以上であると推察されるので，収縮期血圧と HBA1C の値が表 6.11 の基準に合致することから，この男性はメタ

160　第6章　生活習慣病関連因子の特定

表 6.11　メタボリックシンドローム診断基準

必須項目		腹囲	男性 ≥ 85cm 女性 ≥ 85cm
選択項目 3項目の うち 2項目以上	1 2 3	中性脂肪 かつ/または HDL コレステロール 収縮期血圧 かつ/または 拡張期血圧 空腹時血糖値	≥ 150mg/dL < 40mg/dL ≥ 130mmHg ≥ 85mmHg ≥ 110mmHg

ボリックシンドロームと診断されることになります．上の予測式にはメタボ健診で使われる高脂血症（脂質異常症）の代わりに尿酸と単球が式の中に取り込まれていますが，メタボを予測するかなり妥当な予測式と考えられるのではないでしょうか．この予測式のメリットは，この男性が運動習慣を身に着け，飲酒習慣をやめれば「生活習慣病になる確率が xxx に下がりますよ」と具体的な数値をあげて生活習慣指導を行うことができることです．次節で詳細を解説します．

6.6　生活習慣指導への適用

前節で導いた予測式は，次のように生活習慣に関する指導に利用できます．例えば，

- id.871 の男性の検査の結果は，内臓脂肪面積 (104cm^2)，収縮期血圧 (116mmHg)，HBA1C(5.5%)，尿酸 (5.9mg/dl)，運動習慣 (walker)，飲酒習慣 (non)，単球 (4.2%) でした．この受診者の A の値は (6.1) 式より

$$A = -10.624 + 0.028 * (116) + 0.794 * (5.5) + 0.126 * (104)^{1/2}$$
$$+ 0.114 * (4.2) + 0.162 * (5.9)$$
$$= -0.289$$

と算出され，この方は運動習慣は walker，飲酒習慣は non であることから (6.3) 式より生活習慣病となる確率は

$$P(\text{生活習慣病}) = \frac{\exp(-0.289 - 0.359)}{1 + \exp(-0.289 - 0.359)} = 0.34$$

と算出されます．他方，もしこの方が運動習慣を放棄されると (6.2) 式よりこの確率は 0.42 に上昇します．

- id.2045 の男性の成績は，内臓脂肪面積 (163.1cm^2)，収縮期血圧 (96mmHg)，HBA1C(5.7%)，尿酸 (5.7mg/dl)，運動習慣 (non)，飲酒習慣 (non)，単球 (6.9%) でした．この方の A の値は (6.1) 式より $A = 0.201$ と算出され，この方は運動習慣 (non)，飲酒習慣 (non) であることから (6.2) 式より生活習慣病となる確率は 0.54 と算出されます．他方，もしこの方が walking を初められると (6.3) 式よりこの確率は 0.46 に下降します．

第 6 章の要点

本章では，内臓脂肪面積が測定された 40～86 歳，男性 1,571 人の人間ドック受診者データを対象にして生活習慣病に関連し検査項目を特定する方法を紹介しました．また，特定された検査項目を利用して生活習慣病発症を確率的に予測する数式を求める方法を紹介しました．その要点は，次の通りです．

- アウトカム変数は生活習慣病（あり，なし）の二値変数です．このため，ロジスティックモデルを用いて課題 6.1 の問題解決を行いました．このモデルは，生活習慣病ありの確率を検査項目の線形和の関数で説明するモデルです．
- また，検査項目は 29 項目あり収縮期血圧などの連続型変数と運動習慣（あり，なし）などの二値，あるいはカテゴリー変数が混じっています．解析を行う前に，基本統計量を算出して欠測値の個数や分布の特徴を把握し必要ならデータの変換やカテゴリー化を行うなどしておくこと．
- 検査項目の中には関連性が強い項目があります．説明変数に関連性が強い変数を入れたままロジスティック重回帰分析すると医学的に受け入れがたい結果となることがあります．これを避けるためグラフィカルモデリング

- の手法を適用して共変量間の関連性を吟味する方法を紹介しました．
- また，ステップワイズ法や AIC を利用して一次から四次まで候補説明変数を絞り，相互関連性が弱い生活習慣病関連因子を特定する方法を紹介しました．
- 特定された生活習慣病関連因子を使って生活習慣病罹患を確率的に予測する公式を作成しました．

本章で使用した統計技法，およびその参照文献は以下の通りです．

- グラフィカルモデリング：JUSE StatWorks/V4.0 SEM 因果分析論，(株)日科技研．
- ロジスティック回帰分析：『バイオ統計の基礎』(柳川・荒木 共著，バイオ統計シリーズ第1巻)，pp.220～232．

第7章　生存時間データの解析

課題 7.1

ある地方の中核病院の一つである KSD 病院は，St. Gallen 治療指針を採用して早期乳がん治療を行ってきた．Satoh ら[1]は，KSD 病院の 2004 年から 2007 年までの乳がん手術症例カルテを精査し，471 例のホルモンレセプター陽性 (HR+)，かつ Human Epidermal Growth Factor Type 2 陰性 (HER2(-)) 乳がん症例を選出し，さらにその中から St. Gallen 治療指針のリスク分類に合致しなかった患者を抽出して患者が受けた術後治療を精査し，どのような術後治療が再発率を最小にしたかを明らかにする研究を行っている．

本書のサポートページ (http://www.kindaikagaku.co.jp/support.htm) に準備された［課題 7.1 乳がん.xls］は，この研究のデータの一部で，St. Gallen 治療指針の治療指針に合致しなかった HR+，HER2(-) 患者 338 例について年齢 (age)，再発時間 (surv-time)，再発インデックス (recur)，核異形度 (grade)，閉経 (menopose)，リンパ節転移 (lymph)，COMEDO (comedo)，LY-V (ly-v)，乳がん家族歴 (f-history)，進行度 (stage)，治療 (treat) の値が与えてある．なお表 7.1 にこのデータのコード表を与えた．表に示されたように treat は ET（内分泌療法単独）と ET+CT（化学療法併用）の二つに大きく分類し直されている．St. Gallen 治療指針のリスク分類に合致しなかった HR+，HER2(-) の患者に対して化学療法併用は有効であったか？

(データの提供：くるめ病院医師　佐藤 郷子　先生)

第 7 章 生存時間データの解析

表 7.1 コード表

変数名	ラベル	コード
id	患者 ID	
age	年齢（年）	
Surv-time	再発時間（年）	
recur	再発インデックス	0=再発無, 1=再発有
grade	核異形度	1=グレード 1, 2="グレード 2, 3=グレード 3
menopose	閉経	0=閉経前, 1=閉経後
lymph	リンパ節転移	0=リンパ節転移なし, 1=リンパ節転移 1～3 個, 2=リンパ節転移 4 個以上
comedo	COMEDO	0=(−), 1=(+)
ly-v	LY-V	0=(−), 1=(+)
f-history	乳癌家族歴	0=無, 1=有
stage	進行度	0=DCIS, 1=Stage I, 2=Stage II, 3=Stage III
treat	治療法	0=内分泌療法単独 (ET), 1=化学療法併用 (ET+CT)

St. Gallen の治療指針は，スイスのザンクトガレン (St. Gallen) において開催された国際会議（2007 年 3 月）において世界各地から集まった専門家の合意の下で作成された乳がんの治療指針です．この指針は，まずリンパ節転移や腫瘍径等によるリスク分類を行い，次にリスクに応じてホルモン反応性（感受性），HER2 発現状況，閉経状態ごとに治療法を選択するというものです．Satoh らの論文では，まず 2004 年から 2007 年までに KSD 病院で治療を受けた HR+, HER2(-) 乳がん患者 448 症例中 St. Gallen リスク分類に合致した症例，したがって St. Gallen によって治療指針が得られた患者はわずか 57 例 (13%) にすぎなかったというショッキングな事実を明らかにしています．［課題 7.1 乳がん.xls］に与えられたデータは，St. Gallen リスク分類に合致しなかった 391 (= 448 − 57) 例の中から再発時間や治療などに欠測があった症例を除いた 338 例のデータです．Satoh らは，このデータに survival tree（生存樹）という新しい統計技法を適用して評価項目 treat の評価をしていますが，本章では生存時間解析の 3 種の神器（Kaplan-Meier 生存曲線，logrank テスト，Cox の比例ハザードモデル）を用いて［課題 7.1 乳がん.xls］データの解析を行う方法を紹介します．

表 7.2　基本統計量：連続型変数

変数名	N	欠測値数	平均値	標準偏差	最小値	中央値	最大値
年齢	338	0	54.6	12.4	25	52.5	87
surv-time	338	0	3.4	1.4	0.05	3.4	6.2

表 7.3　基本統計量：離散型変数

変数名	N	欠測値数	0	1
recur	338	0	309	29 (0.09)
menopose	338	3	157	178 (0.53)
comedo	338	144	92	102 (0.30)
Ly-v	338	135	43	160 (0.47)
f-history	338	10	309	19 (0.06)
treat	238	0	217	121 (0.36)

変数名	N	欠測値数	1	2	3
grade	338	16	153 (0.48)	129 (0.40)	40 (0.12)

変数名	N	欠測値数	0	1	2
lymph	338	0	206 (0.61)	100 (0.30)	32 (0.09)

変数名	N	欠測値数	0	1	2	3
stage	338	0	2 (0.01)	127 (0.38)	180 (0.53)	29 (0.09)

7.1　データの概要

データ解析に入る前にデータの概要を吟味しておきます．課題 7.1 のデータは，連続型変数は年齢だけなので，異常値のチェックは不要ですが，欠測値の個数や分布の様子を把握しておくことが重要です．

表 7.2 と 7.3 に，連続型変数と離散型変数ごとのデータの概要を与えました．課題 7.1 では再発までの時間が問われていますが，表より再発 (event あり) が 29 例しかないこと，したがってパラメータ数が多い複雑なモデルで解析するのは無理であることが示唆されます．また，stage=0 の症例は 2 例しかないことも分かります．これでは統計解析して知見を得ることは無理なので，stage=0 と stage=1 を併合して新しいカテゴリーを作り，改めてこれを stage=1 としておきます．

表 7.4(a), (b), (c) に lymph, grade, stage の各レベルごとの再発あり，なしの分布状況を与えました．lymph および stage はレベルが上がるごとに再

表 7.4 lymph, grade, stage の各レベルごとの再発状況

(a) lymph

		lymph			
		0	1	2	計
	再発あり	7 (0.03)	13 (0.13)	9 (0.28)	29
	再発なし	199	87	23	309
	計	206	100	32	338

(b) grade

		grade			
		1	2	3	計
	再発あり	7 (0.05)	13 (0.10)	3 (0.08)	23
	再発なし	146	116	37	299
	計	153	129	40	322

(c) stage

		stage			
		1	2	3	計
	再発あり	1 (0.01)	17(0.09)	11 (0.38)	29
	再発なし	128	163	18	309
	計	129	180	29	338

発ありの割合が有意に大きくなること (p 値は両者とも $p < 0.0001$),つまり lymph および stage は再発のリスク因子であることが確認されます. grade もレベルが上がるにつれて再発の割合は大きくなりますが有意ではありませんでした ($p=0.20$). grade も再発のリスク因子として知られていますが,欠測値が 26 個あり,しかもその中の 6 個が再発ありであったために有意とならなかったものと思われます. 他に comedo, f-history なども再発のリスク因子として知られていますが有意ではありませんでした.

7.2 単変量 Cox 比例ハザードモデルによる解析

上述したように課題 7.1 のデータは event 数が少ないため複雑なモデル,いいかえれば共変量を沢山もった比例ハザードモデルによる解析は妥当ではありません. そのため,まず単変量の比例ハザードモデルによる解析を行い p 値を評価することによって考慮する共変量の候補をしぼることにします. ここでは,JMP の [信頼性/生存時間分析] メニューの中にある統計ソフト [比例ハザードのあてはめ] を適用することにします. 手順は以下の通りです.

7.2 単変量 Cox 比例ハザードモデルによる解析

- 生存時間分析の統計ソフトは生存時間（術後から再発までの時間）と死亡か打ち切りか（event あり, or censored）のインデックスおよび共変量の値をインプットします．このとき，ほとんどすべてのソフトは event ありを 0, censored を 1 としてインプットする約束になっています．これに対して［課題 7.1 乳がん.xls］では，変数 recur が再発有 (1), 再発無 (0) を表します．再発有（event あり）は 1, 再発無（event なし）は 0 とコード化されているので，あらかじめ打ち切りを表す新しい変数 censore を次のように作成しておきます．

$$\text{censore} = \begin{cases} 1: & \text{recur} = 0 \\ 0: & \text{recur} = 1 \end{cases}$$

- 次に，[比例ハザードのあてはめ] を開き [イベントまでの時間] に surv-time, [打ち切り] に censore, モデル効果の構成に共変量の一つを選択してインプットします（図 7.1 参照）．
- 最後に [実行] をクリックすると分析結果がアウトプットされます．

Cox の比例ハザードモデルによる単変量解析の結果を表 7.5 に与えました．表よりリンパ節転移とステージが再発時間に有意に関連していること（p 値はともに <0.0001），しかし評価項目の処置 (treat) は有意でない（$p=0.43$）こ

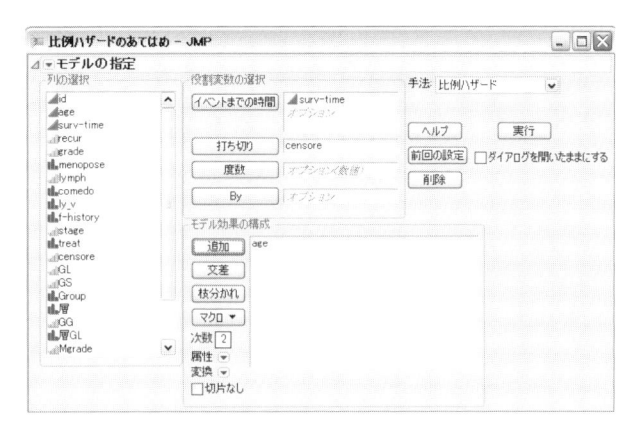

図 **7.1** JMP[比例ハザードモデルのあてはめ] 入力画面

表 7.5 Cox 比例ハザードモデル：単変量解析の結果

変数名	係数	p 値
age	−0.01	0.47
grade[1]	−0.38	0.29
grade[2]	−0.34	
menopose[0]	−0.12	0.51
lymph[0]	−1.17	<0.0001
lymph[1]	0.16	
comedo[0]	−0.32	0.13
ly-v[0]	−0.14	0.61
f-history[0]	−0.53	0.08
stage[01]	−2.19	<0.0001
stage[2]	0.21	
treat[0]	−0.15	0.43

とが分かります．treat の p 値 (p=0.43) がとても大きいので，気が早い読者は「これはものにならない」と投げ出すかも知れません．しかしながら，以下に示すような注意深い解析を行えば，この値を 0.05 以下に下げることができます．

表 7.5 より，p 値が 0.50 以下の，次の 7 変数を選択して比例ハザードモデルの共変量の候補とすることにします．
年齢 (age)，核異形度 (grade)，リンパ節転移 (lymph)，COMEDO (comedo)，乳がん家族歴 (f-history)，進行度 (stage)，治療法 (treat)

ここで p 値のカットオフポイントを 0.50 としたのは，treat をモデルに含める必要があるためです．カットオフポイントは，しぼった後の共変量候補の個数および多変量比例ハザードモデルに含めたい医学的に重要な変数の p 値などを吟味して定めるとよいでしょう．

7.3 共変量間の関連性

候補として上で選択された 7 共変量間の関連性について考えます．これらの変数の中には 2 値変量と三つの値をとるカテゴリー変量があります．2 値あるいはカテゴリー変量に対しては相関係数が適用できませんので，分割表

7.3 共変量間の関連性　169

表 **7.6**　7 共変量間の独立性カイ二乗検定の p 値

	f-history	treat	lymph	grade	stage	age
comedo	0.21 OR=4.84	0.04 OR=1.88	0.50	0.02	0.19	0.07
f-history		0.70 OR=0.82	0.71	0.64	0.50	0.13
treat			0.00	0.00	0.00	0.00
lymph				0.01	0.00	0.97
grade					0.00	0.17
stage						0.14

にデータを要約しカイ二乗検定を適用して p 値を算出し，

　　p 値 $<0.05 \Longleftrightarrow$ 関連性あり，

　　p 値 $\geq 0.05 \Longleftrightarrow$ 関連性なし

と見なすことにします．表 7.6 に p 値を与えました．なお，2 値変数間の場合は p 値のほかオッズ比の値も与えています．

　図 7.2 に，表 7.6 の関連性を図示しました．有意水準 5%で有意であった変量間を実線で結んでいます．図から treat が f-history を除くすべての変量と有意な関連性をもっていること，また f-history はすべての変量との間に有意な関連性をもっていないことが分かります．

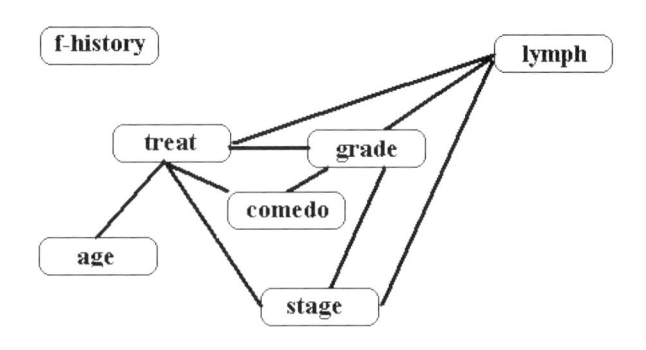

図 **7.2**　選択された 7 変量の相互関連図

7.4 多変量比例ハザードモデルの構築

多変量比例ハザードモデルの構築について考えます．評価項目は treat ですから，treat は必ず共変量としてモデルに入れます．また，すべての変量との間に有意な関連性をもたない f-history も共変量に加えます．他のどの変量を比例ハザードモデルに入れれば良いのか，本節では次の二つの考え方を紹介します．最初に紹介する通常の指針とは，線形モデルの構築に関して，一般的なテキスト（例えば，バイオ統計シリーズ第 1 巻『バイオ統計の基礎』7.2.4 節）で解説されている一般的な指針のことです．一般的な指針が，特殊な問題に対して効果を発揮するとは限りません．特殊な問題には，バイオ統計の専門家の知識を必要とします．これをエキスパートの指針として通常の指針に続けて紹介します．

7.4.1 通常の指針

一般に，強い関連性をもつ変量，いいかえれば図の実線で結ばれた二つの変量を比例ハザードモデルにともに共変量として入れるべきではありません．共変量としてモデルに入れるということは，その変量で調整することを意味します．したがって，強い関連性をもつ二つの変量をモデルに加えると，一方の変量を調整した影響が他方の変量におよび，医学的に説明できないおかしなことが頻繁におきるからです．例えば，核異形度 (grade) の係数の推定値が負の値となり，あたかも grade が進めば再発のリスクが減少するかのような医学的常識に反する結果が得られることも起こり得ます．

一般的なテキストで紹介してある以上の様な指針を適用すると，図 7.2 より，比例ハザードモデルに入れるべき共変量は treat と f-history の二つだけということになります．

本章 1 節データの概要で見ておいたように lymph，stage は乳がん再発のリスク因子です．しかもこの二つの因子は treat と有意な関連性をもつことが上で示されました．したがって，treat と f-history だけを共変量としてもつモデルで解析すると，treat の効果は無視されたこれらのリスク因子による

表 **7.7** treat と f-history だけを共変量としてもつ Cox 比例ハザードモデル

項	推定値	標準偏差	p 値
treat[0]	−0.165	0.6187	0.381
f-history[0]	−0.544	0.271	0.078

大きな波の影に覆い隠されて見えなくなってしまう心配があります．

ちなみに，treat と f-history だけを共変量としてもつモデルで解析した結果を表 7.7 に与えました．表より treat は有意でないことが分かります（$p = 0.381$）．

7.4.2 エキスパートによる指針

そもそも，なぜ treat が grade, lymph, satage, comedo などのリスク因子と有意な関連性をもつのでしょうか（図 7.2 参照）．ランダム化臨床試験などでは滅多に見られない特異な現象です．その背景を洞察することが重要です．

課題 7.1 は観察研究であることに注意してください．医師が患者の病状，いいかえれば grade, lymph, satage, comedo などのリスク因子の状況を見て治療を選択した．その結果，蓄積されたデータが［課題 7.1 乳がん.xls］であるという事実が浮かび上がってくるのではないでしょうか．例えば，リンパ節転移ありとなしの場合に異なる治療法を選択して適用した医師が当然いたことでしょう．そうしなかった医師，あるいは逆の治療法を選択した医師もいたかもしれません．対象患者は St. Gallen 治療指針のリスク分類に合致しなかった患者の方々です．治療法の選択は現場の医師にまかされ，医師が患者の病状を見て治療法の選択を行ったと考えるのが最も合理的です．もしそうなら，患者の病状，つまり grade, lymph, satage, comedo などのリスク因子の値で患者を層別し，各層内で治療法の比較を行うのが妥当です．

層別を行うと言っても，treat を除く共変量の候補は age, grade, lymph, comedo, stage, f-history の 6 個です．これら 6 個の変数は，リスクの強弱はあってもすべて医学的に知られた再発のリスク因子です．例えばこれら 6 個の因子すべてが 2 値変数であるとすると，可能な層の個数は $2^6 = 64$ 個に上り，にもかかわらず event ありの個数は 29 個です．したがって，6 個のリス

表 **7.8** lymph と stage データの要約

	lymph=0		lymph ≥ 1		計
	stage=1	stage ≥ 2	stage=1	stage ≥ 2	
event なし	111	88	17	93	309
event あり	1	6	0	22	29
total	112	94	17	115	338

ク因子をすべて考慮して層を作るには無理があります．特に重要なリスク因子を選択して層を作ることにします．ただし，特に重要なリスク因子といっても医学的に重要というわけではなく，統計的に重要なという意味です．

　上で見た様に 6 個のリスク因子の中で lymph と stage は有意なリスク因子でした．また，この二つの因子と treat の独立性の検定の p 値も，ともに $p < 0.0001$ で極小でした．したがって，この二つのリスク因子で層別することにします．

7.5　lymph と stage による層別

　表 7.8 に lymph と stage のデータを要約した分割表を与えました．表より (lymph=0, stage=1)，(lymph=0, stage ≥ 2) および (lymph ≥ 1, stage=1) の組み合わせでは event ありの個数が 1，6，0 のように少ないので，これらの組み合わせを併合して，次のような二つの層を作ります．

$$\begin{cases} 層 1: & \text{lymph} \geq 1 \text{ かつ stage} \geq 2 \\ 層 0: & \text{その他} \end{cases}$$

比例ハザードモデル

　treat，層，f-history を共変量としてもつ比例ハザードモデルで解析します．このモデルでは各層の比例ハザードを等しいと仮定しています．しかしながら，層はリスク因子の lymph と stage の組合せで作られており，層 0 はリスクが低い層，層 1 はリスクが高い層となっています．リスクが低い層と高い層では treat の効果が違うことが想定されるので，この仮定は受け入れがた

く treat と層の交互作用項を入れたモデルを考えたいところです．しかし交互作用項を入れると不安定な推定値が算出されます．event 数が少ないからです．例え，実際に交互作用項を入れて解析しても event 数が少ないので有意にならず (p=0.40)，結局は交互作用項を入れない解析，すなわち各層の比例ハザードを等しいと仮定する解析に落ち着くことになります．

統計ソフト

解析ソフトは単変量解析の場合と同様に JMP の [信頼性/生存時間分析] メニューの中にある統計ソフト [比例ハザードのあてはめ] を適用します．手順は，上の単変量解析の場合と同様です．参考のために図 7.3 にインプットの画面を与えました．

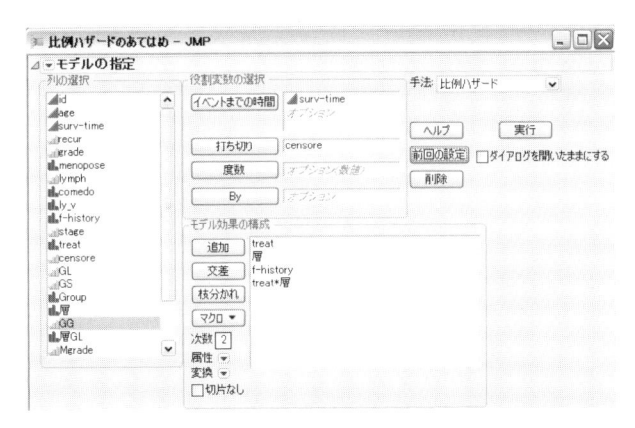

図 **7.3** [比例ハザードのあてはめ] インプット画面

アウトプット

表 7.9 に計算結果を与えました．表より treat は有意水準 5%で有意であることが分かります (p=0.006)．treat[0] の係数の推定値は 0.603，したがって treat[1] の推定値は-0.603（足してゼロになるアルゴリズムで算出されている）．つまり，treat[0] が ET，treat[1] が ET+CT を表すことから化学療

表 7.9　Cox 比例ハザードモデル：lymph と stage からなる層を用いる場合

項	推定値	標準偏差	p 値
treat[0]	0.603	0.603	0.0057
層 [0]	-1.31	0.246	< 0.0001
f-history[0]	-0.680	0.273	0.0329

法との併用 (ET+CT) が有意な効果を上げていることが示されています．なお，ET に対する ET+CT の再発リスク比は，次のように算出されます．

$$\frac{ET+CT のハザード比}{ET のハザード比} = \frac{\exp(-0.603)}{\exp(0.603)} \approx 0.30$$

したがって，ET に対する ET+CT のリスク比=0.30 であることが示されます．つまり化学療法併用群は内分泌療法単独に比べて再発のリスクを約 1/3 に下げたことが示されます．

表 7.9 は層と f-history も有意であることを示しています（p 値はそれぞれ <0.0001 と 0.033）．層 [0] の係数の推定値は -1.30，したがって層 [1] の係数は 1.30 となり，リスク比は 1.35 です．つまり，リンパ節転移があり，かつステージが 2 以上の患者はそうでない患者に比べ再発リスクが 1.35 倍であることが示唆されます．

f-history[0] の係数の推定値 -0.68，したがって f-history[1] の係数の推定値は 0.68 となります．またリスク比は 3.90 とアウトプットされています．つまり，乳がんの家族歴がある患者は家族歴がない患者に比べて 3.9 倍の再発リスクがあることが示唆されます．

注 7.1　統計ソフト JNP の [比例ハザードモデルのあてはめ] には，リスク比を算出するオプションがあります．

注 7.2　Mantel[2]はヒトに関するデータは一般にモデルの当てはまりが良くないこと（R^2 の値が小さい）および交互作用項を考えても有意義な結果は

---

[2] Mantel, N. and Haenszel, W.: Statistical aspects of the analysis of data from retrospective studies of disease, *J. of the National Cancer Institute*, 22, 719-748, 1959.

得られないというヒトに関する観察データの特徴に注目し，Mantel-Haenszel法とよばれている要約オッズ比の推定法と検定法を開発しました．この方法は，各層のオッズ比の均一性を仮定して共通オッズ比の推定および検定問題として数学的に特徴づけることができます[3]．Mantel-Haenszel法を現代のコトバで言い替えると「交互作用項をもたないロジスティックモデルで推定および検定を行う」と表現できます．比例ハザードモデルにMantel-Haenszel法の考えを応用すると「交互作用項を入れない比例ハザードモデル」，つまり各層のハザード比が等しいと仮定した上で比例ハザードモデルを適用するということになります．

カプラン-マイヤー曲線とログランク検定

　カプラン-マイヤー曲線は，リスク因子や交絡因子をこみにして総括的に描かれることが多いのですが，これらの因子を同じレベルに設定した層で描かれてはじめて妥当性をもちます．本来なら，f-historyも加えて層別し直して描くべきですが，event数が少ないので，ここでは上で作成した層0と層1に制限して，各層内で内分泌療法単独療法（ET群）と化学療法併用の（ET+CT群）の比較を視覚的に行うためにカプラン-マイヤー曲線を描きます．使用する統計ソフトは上と同じくJMPの[信頼性/生存時間分析]です．メニューの一つに[生存時間分析]があるので，これをクリックして開き必要事項をインプットします．図7.4にインプットの画面を与えました．

　図7.5に推定されたカプラン-マイヤー生存曲線のプロットを与えました．図より，層0に比べて層1で併用療法(ET+CT)の効果が単独療法(ET)の効果より大きいこと，またいずれの層でも単独療法の生存曲線が併用療法の生存曲線の下側にあることが視覚的に分かります．なお，層0では併用療法群でeventありの個数がゼロであったため生存曲線は1に張り付いた直線となっています．ログランク検定の結果は，層0で有意ではなく($p=0.283$)，層1では有意でした($p=0.0.007$)．層0では両群のeventありの合計が7個しかなく有意とならなかったのは当然ですが，p値の大きさから判断すると，症例数が増えればこの層でも有意となる可能性が強いことが示唆されます．

---

[3] 『離散多変量データの解析』（柳川　堯著，共立出版）第3章

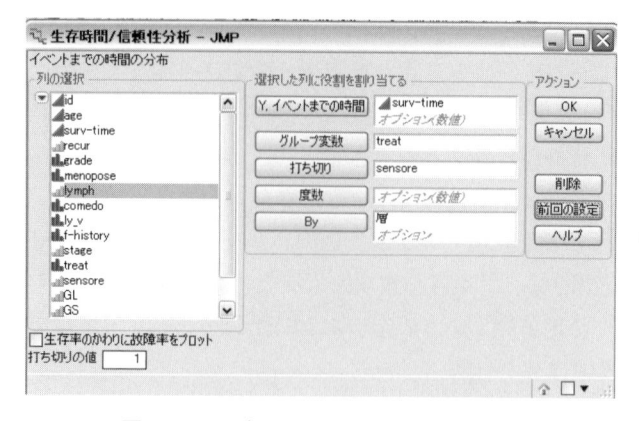

図 7.4 [生存時間分析] インプット画面

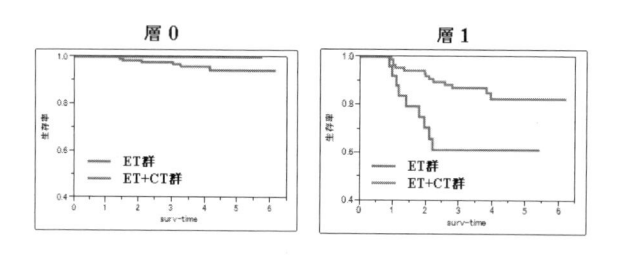

図 7.5 ET 群と ET+CT 群のカプラン-マイヤー曲線

第 7 章の要点

- 本章では，比例ハザードモデルによる生存時間データの解析の考え方および方法を紹介しました．
- 解析の対象としたデータ観察データで全症例数が 338 例（event あり 29 例，event なし 319 例）でした．
- event 数が少ないこの程度の規模の観察データに対して，比例ハザード性の仮定の検証や，複雑な多変量比例ハザードモデルの適用は好ましくないばかりでなく誤った結果さえ招く可能性があります．Mantel-Haenszel 法を応用した単純な解析法を紹介しました．

第 7 章の要点

- 基本は，データの概要を的確に把握することです．特に，多変量解析を行う前段階として共変量間の関連性を吟味しておくことが重要です．
- 一般に，関連性が強い二つの因子を二つとも線形モデルに入れてはいけないと言われており，このことは多くの場合に極めて妥当なことですが，評価項目とリスク因子の間に強い関連性があるときは，リスク因子をモデルから除外すると評価項目がリスク因子という大波の影に隠れてしまい，評価項目の効果を見逃す可能性があります．本章では，リスク因子のレベルで層別して Mantel-Haenszel 流の解析を適用する方法を紹介しました．
- 解析の結果，次のような有意義な結果が得られました．

  - St. Gallen 治療指針に合致しなかった HR(+), HER2(−) 患者に対して，内分泌療法と化学療法との併用は内分泌療法単独と比べて有意に再発率を低下させていた ($p=0.006$). 併用療法の再発リスクは単独療法の 1/3 と推定された．
  - リンパ節転移があり，かつステージが 2 以上の患者はそうでない患者に比べ再発リスクのが 1.35 倍であると推定された ($p < 0.0001$).
  - 乳がんの家族歴がある患者は家族歴がない患者に比べて 3.9 倍の再発リスクがあると推定された ($p = 0.033$).

- データファイル［課題 7.1 乳がん.xls］の核異形度 (grade) には 16 個（うち event あり 6 個）の欠測値があります．Satoh らは，臨床的に重要な grade, ly-v について調査をし直し欠測値の個数をゼロにした上で, stage を外した age, ly-v, menopose, lymph, grade, comedo の 5 項目に生存樹 (survival tree) という新しい技法を適用しリスク因子を分類して興味深い結果を与えています．なお，生存樹解析の結果リスク因子は lymph と grade で分類されています．

本章で使用した統計技法，および参照文献は以下の通りです．

- 比例ハザードモデル：『サバイバルデータの解析』(赤沢, 柳川 共著, バイオ統計シリーズ第 3 巻).

- Mantel-Haenszel 法：『離散多変量データの解析』(柳川　堯 著, 共立出版), 第3章 pp.56〜82.
- Kyoko Satoh, Maki Tanaka, Ayako Yano, Jiang Ying and Tatsuyuki Kakuma: Treatment when prognostic factors do not match St. Gallen recommendations: profiling of prognostic factors among HR(+) and HER2(-) breast cancer patients, *World Journal of Surgery*, DOI 10,1007/s00268-012-1881-9, 11 December 2012.
- Mantel, N. and Haenszel, W.: Statistical aspects of the analysis of data from retrospective studies of disease, *J. of the National Cancer Institute*, 22, 719-748, 1959.

索　引

記号・数字

4分位範囲　　　　　　　　　　　　14

アルファベット

AIC（赤池情報量基準）　　　　　　75
pre-post デザイン　　　　　　　　　22

あ行

異常値（外れ値）　　　　　　　　　13

か行

カプラン-マイヤー曲線　　　　　　175
共通オッズ比　　　　　　　　　　114
グラフィカルモデリング　　　　　151
検出力　　　　　　　　　　　　　77
交互作用項　　　　　　　　　　　17
固定効果　　　　　　　　　　　　86
混合効果モデル (mixed model) 59, 80, 93

さ行

散布図　　　　　　　　　　　　　16
自己回帰モデル (Autoregressive Order 1 model)　　　　　　　　　　　50

た行

対応がある一対のデータ　　　　　22
対応がある経時データ　　　　　　45
多変量比例ハザードモデル　　　170
ダミー変数　　　　　　　　　　　8
独立モデル (Variance Components model)　　　　　　　　　　　　50

は行

バイアス (bias)　　　　　　　　　26
箱ヒゲ図 (box-and-whisker-plot)　14
外れ値の箱ひげ図　　　　　　　　15
パラレルプロット　　　　　　　　31
非劣性マージン　　　　　　　　128
複合対称モデル（compound symmetry 略して CS）　　　　　　　　　61
平均への回帰 (regression to the mean) 22, 25
偏相関係数　　　　　　　　　　151

ま行

無構造モデル (Unstructured model) 50

ら行

ログランク検定　　　　　　　　175

著者略歴

柳川　堯（やながわ　たかし）
1966 年　九州大学大学院理学研究科修士課程（統計数学）修了
1970 年　同校 理学博士
1975 年　オーストラリア CSIRO 上級研究員
1977 年　米国立がん研究所客員研究員
1981 年　米国立環境健康科学研究所客員研究員
1982 年　ノースカロライナ大学準教授
1992 年　九州大学教授
1993 年　国際統計教育センター（インド）客員教授
1996 年　九州大学大学院（数理学研究院）教授を歴任
2004 年　久留米大学バイオ統計センター 教授
　　　　現在に至る

日本計量生物学会賞（平成 17 年）
日本統計学会賞（平成 19 年）

主な著作は以下の通り

『統計科学の最前線』（九州大学出版会, 2003）
『環境と健康データ：リスク評価のデータサイエンス』（共立出版, 2002）
『臨床医学のためのバイオ統計学』（共訳, サイエンティスト社, 1995）
『統計数学』（近代科学社, 1990）

バイオ統計シリーズ 4
医療・臨床データチュートリアル
―― 医療・臨床データの解析事例集 ――

© 2014 Takashi Yanagawa

Printed in Japan

2014 年 9 月 30 日　初　版　発　行

著　者　　柳　川　　　堯

発行者　　小　山　　　透

発行所　　株式会社　近代科学社

〒 162-0843　東京都新宿区市谷田町 2-7-15
電　話　03-3260-6161　　振　替　00160-5-7625
http://www.kindaikagaku.co.jp

藤原印刷　　　　　　ISBN978-4-7649-0464-4

定価はカバーに表示してあります．